H. Zimmermann

Das kolorektale Karzinom

Mit 17 Abbildungen und 15 Tabellen

Springer-Verlag
Berlin Heidelberg New York
London Paris Tokyo
Hong Kong Barcelona

Dr. med. Heinz Zimmermann
Göttibach 30
CH-3600 Thun

ISBN-13: 978-3-540-52690-2   e-ISBN-13: 978-3-642-75770-9
DOI: 10.1007/978-3-642-75770-9

CIP-Titelaufnahme der Deutschen Bibliothek
Zimmermann, Heinz: Das kolorektale Karzinom / H. Zimmermann. - Berlin ; Heidelberg ; New York ; London ; Paris ; Tokyo ; Hong Kong ; Barcelona : Springer, 1990 (Kliniktaschenbücher)

Datenkonvertierung, Druck- und Bindearbeiten: Appl, Wemding
2121/3145-543210 - Gedruckt auf säurefreiem Papier

Kliniktaschenbücher

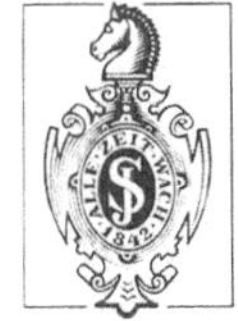

Vorwort

Das vorliegende Taschenbuch richtet sich vor allem an die Hausärzte, die eine wichtige Rolle bei der Vorsorge und Früherkennung sowie bei der Nachsorge behandelter Patienten mit kolorektalem Karzinom spielen. Als kurze Einführung in die Problematik dieses Tumors soll es dem Hausarzt Basisinformationen für seine Entscheidungen geben.

Allerdings gibt es noch viele ungelöste Probleme im Zusammenhang mit dem Screening, der Diagnose und der Behandlung des kolorektalen Karzinoms. Wir haben versucht, diese Probleme darzustellen und bewußt zu machen. Die Adenom-Karzinom-Sequenz-Theorie und die sich daraus ergebenden therapeutischen Aspekte werden kurz gestreift. Um Screening und Abklärung möglichst effizient zu gestalten, ist es von Vorteil, zwischen asymptomatischen und symptomatischen, risikoarmen und risikoreichen Patienten zu unterscheiden. Ein Massenscreening kann aber zum jetzigen Zeitpunkt nicht empfohlen werden, da nicht genügend gesicherte Daten vorhanden sind, die die Effizienz dieser Untersuchung beweisen. Die im Buch genannten Zahlen sind Anhaltspunkte für die Häufigkeit und die Zu- bzw. Abnahme eines Krankheitsbefundes und die Aussagefähigkeit einer Untersuchungsmethode, auch wenn die Zahlen von Studie zu Studie variieren. Zusätzliche Kapitel über Nachkontrolle, Schmerztherapie, Information des Patienten, Karzinom des Analkanals und Stomatherapie ergänzen das Buch. Sollte es mit dazu beitragen, daß bei einigen Patienten ein Polyp mit einem Carcinoma in situ oder ein Karzinom zu einem früheren Stadium diagnostiziert wird, wäre das Ziel schon erreicht.

Thun, September 1990   H. Zimmermann

Inhaltsverzeichnis

1 Einleitung

Jedes Jahr sterben in der Bundesrepublik ca. 25000, in der Schweiz ca. 2000 Patienten am kolorektalen Karzinom. In der BRD erkranken neu nach Schätzungen 45000–50000, in der Schweiz 3500–4000 Patienten. Das Risiko, bis zum 75. Lebensjahr am kolorektalen Karzinom zu erkranken, liegt beim Mann um 4%, bei der Frau um 2,5%. Die Gesamtmortalität des kolorektalen Karzinoms beträgt über 60%, bei Früherkennung aber nur 20%.

Nach den Hauttumoren ist das kolorektale Karzinom der zweithäufigste Tumor. Beim Mann ist es nach dem Lungen- und dem Prostatakarzinom die dritthäufigste durch maligne Tumoren bewirkte Todesursache; bei der Frau sogar die zweithäufigste nach dem Mammakarzinom. Ungefähr 4% der kolorektalen Karzinome werden vor dem 40. Lebensjahr diagnostiziert, davon sind die jüngsten Patienten weniger als 20 Jahre alt. Die größte Inzidenz findet sich bei Patienten zwischen 75 und 80 Jahren.

Obwohl die Diagnose und Behandlung des kolorektalen Karzinoms verbessert wurde, hat sich die 5-Jahres-Überlebensrate in den letzten 30 Jahren kaum verändert. Nach Aussage des National Cancer Instituts wurde zwar in den Vereinigten Staaten von 1950 bis 1988 eine steigende Mortalität des Kolonkarzinoms, aber eine fallende Mortalität des Rektumkarzinoms festgestellt. Die Inzidenz war jedoch steigend. Die Ursache hierfür ist nicht klar. Die durchschnittliche 5-Jahres-Überlebensrate sämtlicher Patienten mit einem kolorektalen Karzinom beträgt nur 25–35%. Unser Ziel muß es sein, diesen Zustand zu verbessern:

1. durch frühes Erfassen des Patienten im symptomfreien Intervall (5–15 Jahre),

2. durch Verringerung der Zeitspanne des Auftretens der ersten Symptome und der definitiven Therapie (ca. 7–9 Monate),
3. durch verbesserte chirurgische Technik,
4. durch verbesserte adjuvante Chemo- bzw. Radiotherapie,
5. durch Früherfassung des Rezidivs.

2 Anamnese – Körperliche Untersuchung

Der Arzt sollte sich darüber klar werden, zu welcher der folgenden Gruppen der zu untersuchende Patient gehört:

- gesunder Patient, der ein *Check-up (Screening)* wünscht,
- Patient mit *Symptomen,*
- *Risikopatient* (siehe auch Kap. 7 und 8) mit
    Kolonkarzinom in der Familie,
    Adenomatosis coli, Colitis ulcerosa, Crohn-Krankheit etc.,
    Patient mit nachgewiesenen *Dickdarmpolypen*
    bzw. bekanntem Karzinom.

Anamnese

Diese gibt vor allem Auskunft, ob der Patient zu einer *Risikogruppe* gehört (positive Familienanamnese, positive persönliche Anamnese).

Symptome

Die häufigsten *Symptome* des kolorektalen Karzinoms sind Veränderung des *Stuhlganges* (Verstopfung/Durchfall oder Kombination), *Blutung, Bauchschmerzen, Gewichtsverlust,* verminderter *Allgemeinzustand und Anämie.*

Die *Häufigkeit* dieser Symptome ist abhängig von der Lokalisation des Tumors und verteilt sich wie folgt:

Rechtes Kolon	*Linkes Kolon*	*Rektum/Rektosigmoid*
Schmerzen (74%)	Schmerzen (72%)	Blutung (85%)
Schwäche (29%)	Blutung (53%)	Obstipation (46%)
Blutung (27%)	Obstipation (42%)	Tenesmen (30%)
Nausea (24%)	Nausea (25%)	Diarrhö (30%)
Tumor abdominal (23%)	Erbrechen (23%)	Schmerzen (26%)

Je nach Lokalisation des Tumors unterscheidet sich aber auch die *Charakteristik* der Symptome (Tabelle 1).

Symptome, die für ein Karzinom sprechen könnten, werden vom Patienten häufig als normal angesehen:

Bei 112 gesunden, über 40jährigen Australiern wurde nach der normalen Stuhlgewohnheit gefragt: 6% klagten über dauernde Obstipation, über 50% hatten Blutabgang per Anum (24% hatten Blut auf dem Stuhl und 32% auf dem Toilettenpapier), 22% gaben Gewichtsverlust an.

Welche Bedeutung hat bei über 40jährigen Patienten die *Rektalblutung?*

Bei 59% dieser Patientengruppe ergibt die Untersuchung nur 1 positive Diagnose, aber in 32% der Fälle werden 2 und in 9% der Fälle sogar 3 oder mehr positive Diagnosen gestellt. In diesem Zusammenhang ist wichtig, daß Hämorrhoiden meistens (63%) mit zusätzlichen Diagnosen vergesellschaftet sind. Ein Kolonkarzinom wird bei Patienten mit einer Rektalblutung bis zu 10%, ein Polyp bis zu 30% gefunden. Nicht alle Läsionen können mit dem Sigmoidoskop

Tabelle 1. Charakteristik der Symptome des Tumors in Abhängigkeit von seiner Lage

Symptom	Rechtes Kolon	Linkes Kolon	Rektum
Schmerzen	Ungenau definiert	Kolikartig	Dauerschmerz, nagend
Obstruktion	Selten	Häufig	Selten
Schwäche/ Müdigkeit	Wegen Anämie häufig	Selten	Selten

gefunden werden, und eine Abklärung des *ganzen* Dickdarms wird empfohlen.

Kann sich ein Arzt initial nicht zu einer Koloskopie entscheiden, sondern führt er 1. eine sorgfältige körperliche Untersuchung, 2. eine digitale Rektaluntersuchung und 3. eine Sigmoidoskopie durch, so muß er sich darüber im klaren sein, daß einige Kolontumoren mit diesen Untersuchungen nicht erfaßt werden können; es wird aber postuliert, daß in den meisten Fällen die Heilungschancen des Patienten kaum verschlechtert werden, wenn der Arzt bei persistierenden Symptomen des Patienten später weitere Untersuchungen anschließt.

Labor

Das kolorektale Karzinom kann nicht durch Laboruntersuchungen diagnostiziert werden.

Die üblichen Laboruntersuchungen wie Hb, Hk, Lc, Eiweiß, Ca, Bilirubin, alk. Phosphatase, Kreatinin, Quick und Urinstatus können Hinweise auf zusätzliche Probleme geben.

Körperliche Untersuchung

- Ist der Patient bleich (Anämie)?
- Ist der Patient müde, deprimiert?
- Lymphknoten (inguinal, Virchow)?
- Abdominaler Tumor?
- Hyperaktive Darmgeräusche (Stenose)?
- Lebergröße?
- Ist der Patient ikterisch? (Selten ist ein Ikterus die erste Manifestation eines Kolonkarzinoms. Extrahepatische Gallenwegsobstruktion durch Metastasen: Koloskopie nicht vergessen.)
- Rektalpalpation.

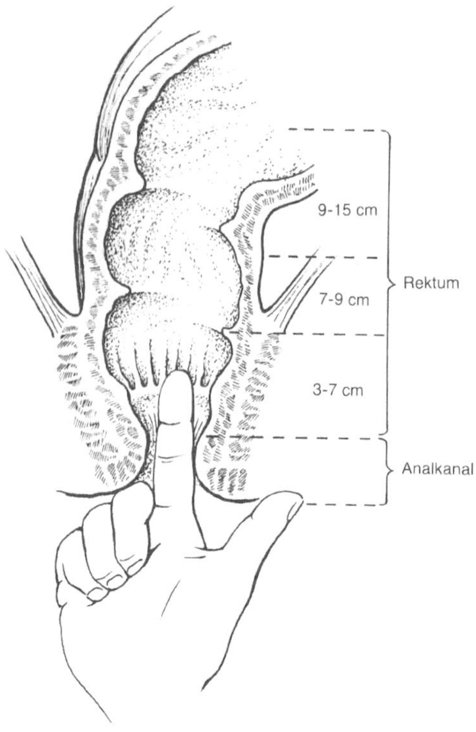

Abb. 1. Rektalpalpation. Mit Hilfe dieser Untersuchung kann nur der distale Anteil des Rektums palpiert werden (ca. 7-8 cm)

Rektalpalpation

Wahrscheinlich können heute nicht mehr als ca. 10-15% der kolorektalen Karzinome digital palpiert werden. 65-75% dieser Tumoren befinden sich proximal des distalen Rektums. Lediglich bei ca. 1 von 3000 untersuchten *asymptomatischen* Patienten kann ein Rektumkarzinom durch eine Rektaluntersuchung gefunden werden (Abb. 1).

Die Steinschnittlage eignet sich sehr gut für die Rektaluntersuchung bei Männern und Frauen. Die Untersuchung kann jedoch ebenfalls

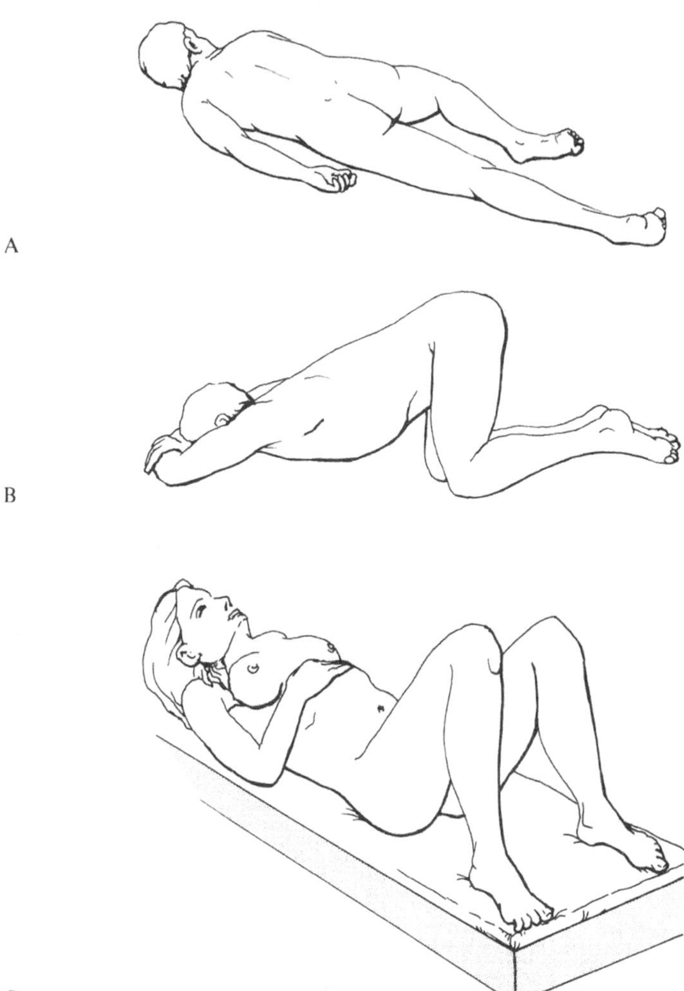

Abb. 2 A–C. Optimale Lage des Patienten bei der Rektaluntersuchung.
A Linksseitenlage, **B** Knie-Ellbogen-Lage, **C** Steinschnittlage

in der Knie-Ellbogen-Lage oder Linksseitenlage (andere ziehen die Rechtsseitenlage mit dem linkem Zeigefinger vor) durchgeführt werden (Abb. 2).

Das Einführen des Fingers sollte langsam und vorsichtig erfolgen. Beim Mann palpiert man anterior die Prostata und die Samenbläschen, bei der Frau die Zervix. Tumoren können sehr weich (villöses Adenom), ulzerös, polyploid, knotig oder plaqueartig sein.

Die Beweglichkeit des Tumors gibt Auskunft über die Prognose. Eine sehr gute Beweglichkeit des Tumors bedeutet meistens keine Lymphknotenmetastasen und Infiltration bis höchstens ins perirektale Fettgewebe (TNM-Stadium I/II).

Die Inspektion der perianalen Haut und des Analkanals darf nicht vergessen werden!

Die Indikation zur Rektoskopie, flexiblen Sigmoidoskopie, Koloskopie oder Holzknecht-Untersuchung hängt von den lokalen Gegebenheiten und Verhältnissen (z. B. Möglichkeit zur Rektoskopie, Qualität der Holzknecht-Untersuchung, Zugang zur Koloskopie, Qualität der Koloskopie etc.) ab.

Wie aus den nachfolgenden Erläuterungen hervorgeht, ist der Stellenwert der starren bzw. flexiblen Sigmoidoskopie, der Koloskopie und der Holzknecht-Untersuchung noch unklar und muß in der Zukunft genauer definiert werden.

Es besteht immer mehr der Trend, die Koloskopie als initiale Untersuchung einzusetzen. Damit kann von Anfang an bei den meisten Patienten der gesamte Dickdarm untersucht und nötigenfalls eine Biopsie gemacht werden.

Anoskopie

Diese Untersuchung ist zur Abklärung eines kolorektalen Karzinoms nicht indiziert. Bei Verdacht auf ein Analkarzinom sollte sie aber durchgeführt werden.

Rektosigmoidoskopie (starre/flexible)

Bei *symptomatischen* Patienten werden mit dem flexiblen Sigmoidoskop 2- bis 3mal mehr benigne und maligne Tumoren gefunden als mit dem starren: Mit dem starren Instrument werden 30% aller kolorektalen Neoplasien, mit dem flexiblen ca. 60% diagnostiziert.

Bei *asymptomatischen* Patienten über 52 Jahren wurden mit dem flexiblen Sigmoidoskop in 12,5% der Fälle Polypen gefunden, die Hälfte davon mehr als 25 cm vom Anus entfernt. Bei über 1400 Patienten wurden so auch 6 Adenokarzinome entdeckt. Nur ca. 10% der Patienten mit Polypen hatten Haemoccult-positiven Stuhl.

Mit der starren Sigmoidoskopie, welche einfach, schnell und billig ist, können im Durchschnitt ca. 20 cm des Rektums eingesehen werden (max. 25 cm), mit dem flexiblen, 60 cm langen Sigmoidoskop ca. 55 cm.

Die Rektosigmoidoskopie wird in der Knie-Ellbogen-Lage oder Linksseitenlage (Sims-Lage) durchgeführt. Sie dauert ca. 10–15 min. Man entnimmt Biopsien von 4 verschiedenen Stellen des aufgeworfenen Ulkusrandes. Biopsien vom nekrotischen Ulkusgrund sind dagegen nicht ergiebig.

Es gibt keine kontrollierte Studie, die gezeigt hat, daß die Mortalität durch Screening mittels Rektosigmoidoskopie gesenkt werden konnte.

Koloskopie und Holzknecht-Untersuchung

Koloskopie und Holzknecht-Untersuchung ergänzen sich oft. Die Doppelkontrastuntersuchung wird heute allgemein der Einfachkontrastuntersuchung als überlegen angesehen. Zum *Ausschluß eines synchronen Tumors,* der in ca. 3–5% der Fälle vorhanden ist, muß auch bei bereits erfolgtem Nachweis eines sigmorektalen Tumors durch eine Sigmoidoskopie zusätzlich noch eine der beiden oben genannten Untersuchungen durchgeführt werden.

Bei *symptomatischen* Patienten, deren Holzknecht-Untersuchung entweder normal war oder eine Divertikulitis zeigte, muß *zusätzlich* zum Ausschluß eines Karzinoms eine Koloskopie durchgeführt werden. Bei Patienten *mit okkultem Blut im Stuhl, normaler* Sigmoidoskopie und *normaler* Holzknecht-Untersuchung wird mit der Koloskopie in 50% der Fälle eine Läsion gefunden (Divertikulose, Adenom, Karzinom, entzündliche Dickdarmerkrankungen etc.).

Vorteile der Koloskopie:
- Polypen können abgetragen werden,
- Abklärung von Strikturen durch Biopsie,
- Unterscheidung von Divertikulitis/Divertikulose und Karzinom,
- Abklärung von Dysplasien bei Colitis ulcerosa,
- Untersuchung von Anastomosen (Rezidiv?),
- Screening von Hochrisikopatienten.

Falsch-negative Ergebnisse kommen sowohl bei der Holzknecht-Untersuchung als auch bei der Koloskopie bis zu 5% vor. Bei der Koloskopie, die bei 75 bis über 90% der Patienten komplett durchgeführt werden kann, können v. a. proximale Kolon- und Zäkumtumoren übersehen werden. Bei der Holzknecht-Doppelkontrastuntersuchung werden Polypen, die weniger als 5 mm groß sind, nicht gesehen.

Die starre Sigmoidoskopie bzw. die flexible Sigmoidoskopie in Verbindung mit einer Barium-Holzknecht-Untersuchung eignen sich gleich gut zum Auffinden von Kolon und Rektumneoplasien. Mit dem flexiblen Instrument können jedoch doppelt soviele Neoplasien biopsiert werden.

Sowohl für eine gute Doppelkontrast-Holzknecht-Untersuchung als auch für die Koloskopie muß der Darm des Patienten vor der Untersuchung gut gereinigt werden (am besten sich mit dem entsprechenden Untersucher absprechen).

Durch die verbesserte radiologische und endoskopische Untersuchung können heute vermehrt Karzinome schon im Dukes-Stadium A diagnostiziert werden (1974 6%, 1984 15%), die meisten im Rektum und Sigma.

Eine vergleichende Studie zwischen starrer Rektoskopie und zusätzlicher Holzknecht-Untersuchung bzw. Koloskopie allein zeigte, daß beide Untersuchungsmethoden ungefähr gleich gut vom Patienten toleriert werden und die Aussagekraft vergleichbar ist. Allerdings mußten beim ersten Untersuchungsvorgehen (Rektoskopie und Holzknecht-Untersuchung) anschließend mehr Patienten einer zusätzlichen Untersuchung (Koloskopie) zugeführt werden als beim umgekehrten Vorgehen. Die Koloskopie wurde als primäre Untersuchungsart empfohlen. Wahrscheinlich ist sie auch als initiale Untersuchung pro entdeckte Neoplasie (Polyp) und pro entdecktes

Tabelle 2. Die Koloskopie im Vergleich mit anderen Untersuchungen

Untersuchung	Länge des einsehbaren Darmes [cm]	Erfaßbare Tumoren [%]
Koloskopie	Ganzer Dickdarm	> 90
Digitale Untersuchung	7,5	10–30
Flexible Sigmoidoskopie (35 cm)	30–35	56
Flexible Sigmoidoskopie (60 cm)	60	66
Holzknecht-Untersuchung	66% der Adenome werden verpaßt	

Tabelle 3. Entdeckungsrate des Kolonkarzinoms mit Hilfe verschiedener Methoden 1960 und 1980

Methode	Rate 1960 [%]	Rate 1980 [%]
Rektalpalpation	50	10
Sigmoidoskopie		
starr	75	25–35
flexibel		50–75
Holzknecht-Untersuchung		
einfach	80	70
Doppelkontrast		> 90
Koloskopie		> 90
Kombination von Koloskopie und		
Holzknecht-Untersuchung		98

Karzinom kosteneffektiv. In Tabelle 2 und 3 erfolgt ein Vergleich der verschiedenen Untersuchungsmethoden.

Die Komplikationsrate (u.a. Perforation) der Koloskopie beträgt 0,14–0,17%, die der endoskopischen Polypektomie ca. 1% und die der Holzknecht-Untersuchung 0,02%. Bei Verdacht auf Perforation darf nur ein wasserlösliches Kontrastmittel für die radiologische Untersuchung, nicht jedoch Barium verwendet werden.

Endorektaler Ultraschall

Die rektale endoluminale Ultraschalluntersuchung ist erst kürzlich eingeführt worden. Sie ermöglicht gute Aussagen vor allem über die Penetrationstiefe des Tumors (hier beträgt die Sensitivität 90%, die Spezifität 80%), weniger gute über den Befall der pararektalen Lymphknoten und angrenzenden Organe (Abb. 3).
Es können auch zum Teil lokale Rezidive damit erkannt werden

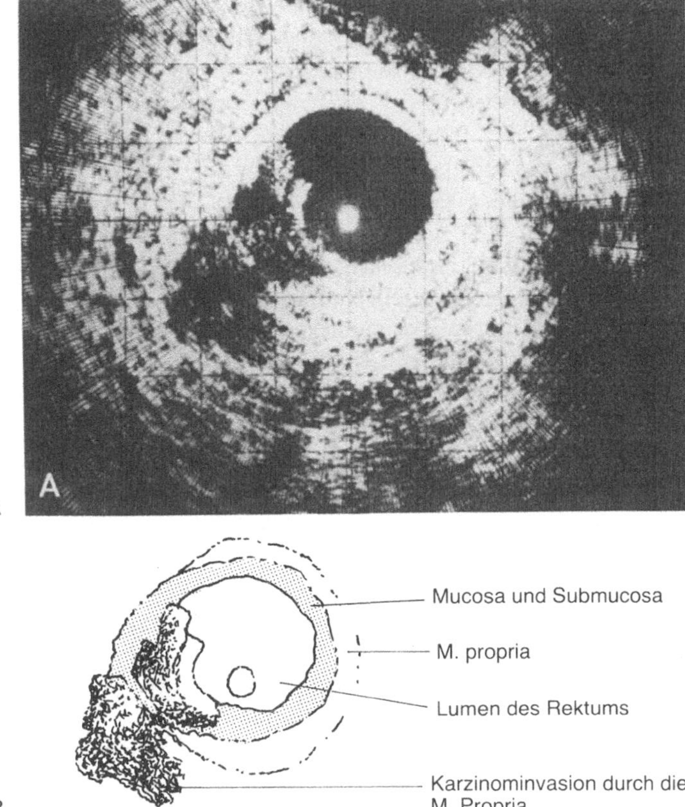

Abb. 3 A, B. Der endorektale Ultraschall gibt die Invasionstiefe des Tumors genau an. **A** Ultraschallbild, **B** Interpretation

(z. B. Anastomosenrezidiv). Vermutlich ist diese Untersuchung zur Indikationsstellung einer lokalen Abtragung äußerst wertvoll.

Weitere Untersuchungen

Ob und welche zusätzliche Untersuchungen durchgeführt werden sollten, hängt vom behandelnden Chirurgen ab. Einige vertreten den Standpunkt, daß eine gute intraoperative Exploration genügt, andere wünschen die nachstehend genannten Untersuchungen als Baseline-Untersuchung für die chirurgische wie für die evtl. weiter nötige postoperative Behandlung.

IVU (i.v.-Urogramm, früher IVP)

Zahlreiche Chirurgen wünschen routinemäßig präoperativ ein IVU (Darstellung der Ureteren, Nierenfunktion). Prospektive Studien haben jedoch gezeigt, daß das routinemäßige IVU unnötig ist. Die Indikation ist aber sicher dann gegeben, wenn die Anamnese und die Klinik eine Mitbeteiligung des urogenitalen Systems vermuten lassen.

Abdomen-/Becken-Computertomographie (CT)

Mit der Computertomographie ist man in der Lage, retroperitoneal befallene Lymphknoten, okkulte Lebermetastasen oder andere abdominale oder pelvine Metastasen nachzuweisen. (Lebermetastasen von weniger als 1 cm können heute bereits mit dem CT oder der Ultraschalluntersuchung erfaßt werden.) Das perirektale Wachstum kann in 60–70% der Fälle korrekt angegeben werden. Die endoluminale Ultraschalluntersuchung scheint dafür aber besser geeignet zu sein. Es besteht keine Korrelation zwischen der Größe der Lymphknoten und der Tumorinvasion. Da aber beim kolorektalen Karzinom auch eine palliative Resektion wenn immer möglich befürwortet wird, ist der Wert des Abdomen-CTs für die *präoperative* Untersuchung heute noch nicht ganz klar.

Die Untersuchung kann auch helfen, eine prä-, peri- oder postoperative Bestrahlung beim Rektumkarzinom zu planen. Diese adjuvante Therapie ist aber noch immer im experimentellen Stadium. Rezidive werden mit dem CT beim Rektumkarzinom mit einer Sensitivität von 100% und einer Spezifität von 95% diagnostiziert (CT erstmals 6–8 Wochen postoperativ und dann alle 6–8 Monate während 3 Jahren). Der Stellenwert hierfür ist noch unklar, da die operative Therapie eines Rezidivs heute noch umstritten ist, weil die Überlebenszeit damit meistens nicht verbessert wird.

Thoraxröntgen/Lungencomputertomographie

Das konventionelle Thoraxröntgenbild ist als Screeningmethode für Lungenmetastasen ein guter Test. Mit dem CT können zwar Metastasen erfaßt werden, die auf dem konventionellen Röntgenbild nicht dargestellt sind, die Untersuchung ist aber routinemäßig nicht indiziert.

Lebersonographie/-computertomographie

Mit der Möglichkeit, Lebermetastasen zu entfernen, stieg auch der Wert dieser Untersuchungen. Meistens wird die Ultraschalluntersuchung der Leber vor der Computertomographie durchgeführt. Neuere Ultraschallgeräte haben eine hohe Auflösung.

In einer Studie wurde mit Hilfe dieser beiden Untersuchungen bei 24% der Patienten mit einem kolorektalen Karzinom präoperativ eine okkulte Lebermetastase gefunden. Bei nur 3 von 46 Patienten mit negativen Untersuchungsergebnissen entwickelte sich später noch eine Lebermetastase.

Im Gegensatz zu Lebersonographie und -computertomographie ist die alkalische Phosphatase nicht geeignet zum Suchen von Lebermetastasen (aber besser als z. B. Bilirubin, SGOT, SGPT, γGT).

Radioimmunlokalisation

Mit radiomarkiertem Anti-CEA und anderen Antikörpern können
Rezidive und Metastasen nachgewiesen werden (bis 94% richtig-po-
sitiv, 50% falsch-negativ). Diese Methode erfaßt Rezidive anschei-
nend früher als dies durch eine konventionelle CEA-Bestimmung
möglich ist. Mit Hilfe von radiojod-markierten monoklonalen Antikörpern ist es gelungen, normal große retroperitoneale Lymphknoten mit Metastasen nachzuweisen. Die klinische Bedeutung dieser
Untersuchungen ist allerdings noch unklar.

Tabelle 4. Sensitivität und Spezifität der verschiedenen Untersuchungsmethoden. *(RN* Radionuklidscan)

	Sensitivität [%]	Spezifität [%]
Lungen-CT	100	88
Abdomen-CT	47	89
IVU	–	92
Leber-CT	93	88
Leber-US	82	85
Leber-RN	86	83
Leber-MRI	82	99

Dieser Test wurde ursprünglich zum Screening von *asymptomatischen Patienten* entwickelt.

Bei asymptomatischen Patienten werden mit dem Test wahrscheinlich 20–30% der kolorektalen *Karzinome* übersehen, und ca. 90–95% der Patienten mit einem positiven Test haben kein Karzinom. (Die Sensitivität für *Adenome*, die größer als 2 cm sind, beträgt weniger als 25%, bei kleinerem Durchmesser des Adenoms noch weniger.) Asymptomatische Patienten mit positivem Test und nachgewiesenem Karzinom sind aber zu ca. 50% in Dukes-Stadium A, während symptomatische Patienten zu nur 10% in diesem prognostisch günstigen Stadium sind. Das heißt, daß kolorektale Karzinome und prämaligne Adenome zu einem früheren Zeitpunkt gefunden werden. Wie viele Patienten mit einem Haemoccult-Massenscreening gerettet werden könnten, ist vorläufig unbekannt (verlängerte Lebenszeit? verringerte Mortalität?). Es gibt folgende Schätzungen: Falls 25000 asymptomatische Patienten dem Test unterzogen würden, fände man ca. 2% mit positivem Befund. Das würde zu 500 Koloskopien führen, und man fände wahrscheinlich ca. 37 (7,4%) Patienten (nach anderen Schätzungen 10–20%) mit einem asymptomatischen Karzinom (ca. 19 mit Dukes-Stadium A, ohne Screening wären dies nur ca. 4).

Der Haemoccult-Test wird an je 6 verschiedenen Stühlen verteilt auf 3 Tage durchgeführt. Während dieser Zeit sollte der Patient kein Fleisch, keine Salicylate etc. essen und faserreiche Nahrung zu sich nehmen. Rehydration der Haemoccult-Plättchen erhöht die Sensitivität, aber auch die falsch-positiven Ergebnisse.

Bei positivem Test können folgende pathologischen Befunde erhoben werden: kolorektales Karzinom (8%), Hämorrhoiden (36%), Di-

vertikulitis (15%), Polypen (11%), Fissuren (6%), Colitis ulcerosa (3%), peptisches Ulkus (3%); keine Pathologie (20%).
Bei Patienten mit *symptomatischem* Kolonkarzinom ist der Test nur in ca. 40–67% der Fälle positiv. Er ist also bei symptomatischen Patienten sinnlos.

Wie hoch ist die potentielle Gefahr bei einem falsch-positiven Test für den Patienten?
Die Perforationsrate bei der Koloskopie beträgt im Durchschnitt 1:500–1:1000, für die Holzknecht-Untersuchung 1:5000. In 7,5% der Fälle kommt es bei der iatrogenen Perforation zum Tod des Patienten.
Der *Colo-Rect*-Test gibt mit dem Haemoccult-Test vergleichbare Resultate.

Ein neuerer Test, der nicht nach dem Guajak-Testprinzip (wie z. B. der Haemoccult-Test) arbeitet, sondern ein fluorimetrischer quantitativer Test ist – HemoQuant genannt –, scheint sensitiver, spezifischer und nicht von einer speziellen Diät abhängig zu sein. Prospektiv randomisierte Screeningstudien haben aber seinen genauen klinischen Wert noch zu belegen.

5 CEA

CEA („carcinoembryonic antigen") ist ein normales Glykoprotein, das in den epithelialen Zellen vorhanden ist. In malignen Geweben ist die CEA-Menge erhöht. Zwischen normalen und malignen Geweben bestehen also nur quantitative und keine qualitativen Unterschiede.

CEA eignet sich *nicht als Screeningmethode* oder zur Diagnosestellung. Der Wert der CEA-Bestimmung liegt bei der präoperativen Bestimmung und der späteren postoperativen Vergleichs- und Verlaufskontrolle (s. u.). Bei Zigarettenrauchern, bei Patienten mit benignen Lebererkrankungen, gutartigen Tumoren und entzündlichen Erkrankungen kann CEA erhöht sein.

Präoperative CEA-Bestimmung: Bei Patienten mit Dukes-Stadium A oder B ist das CEA selten erhöht, meistens jedoch bei Dukes-Stadium C und D. Wenig differenzierte Tumoren führen meistens nicht zu erhöhtem CEA. Erhöhtes CEA verschlechtert die Prognose.

Postoperative CEA-Bestimmung (siehe auch Kap. 10 und 15):
- Ein sowohl präoperativ als auch postoperativ erhöhtes CEA läßt ein unvollständig reseziertes Kolonkarzinom vermuten.
- Starker postoperativer CEA-Anstieg läßt ein Rezidiv vermuten. CEA-Anstieg ist in ca. 65% der Fälle das erste Zeichen eines Rezidivs. In nur ca. 20% der Fälle wird bei einem Rezidiv das CEA nicht ansteigen.
- Patienten mit Dukes-Stadium A brauchen keine postoperativen CEA-Bestimmungen, da bei diesem Stadium das CEA praktisch nie ansteigt.
- CEA-Bestimmungen sollten bei Patienten mit Dukes-Stadium B

und C in den ersten 2 postoperativen Jahren alle 2–3 Monate erfolgen (höhere Reresektionsrate), dann alle 4 Monate in den folgenden 3 Jahren. Eine Reoperation sollte erfolgen, bevor der CEA-Spiegel über 11 ng/ml (evtl. 6,5 ng/ml) ansteigt (eine Reoperation kommt aber nur nach kompletter klinischer und radiologischer Untersuchung zum Ausschluß extraabdominaler Tumoren in Frage).

CA 19-9

CA 19-9 ist ein monoklonaler Antikörper gegen Glykoproteine im Blut. Er besitzt eine niedrige Spezifität für das kolorektale Karzinom, obwohl er initial für den Nachweis dieses Karzinoms entwickelt wurde. CA 19-9 ist besser geeignet als Marker für Pankreas- und Magentumoren sowie hepatobiliäre Tumoren.

Ausblick

An der Entwicklung von spezifischeren und sensitiveren Markern wird gegenwärtig geforscht (z. B. Polyamine, Ornithine, Decarboxylase, Karbohydratantigene u. a.). CEA ist aber z. Z. immer noch der beste Marker.

6 Polypen des Kolons und Rektums

Polyp ist die klinische Bezeichnung eines über das normale Schleimhautniveau ragenden Tumors (Abb. 4). Polypen können Neoplasien sein (neoplastischer Polyp: Adenom, Adenokarzinom; s. u. Klassifikation), sind es aber meist nicht. Sie können einzeln oder multipel vorkommen. Bei der familiären Polyposis sind mehr als 100 Adenome vorhanden.

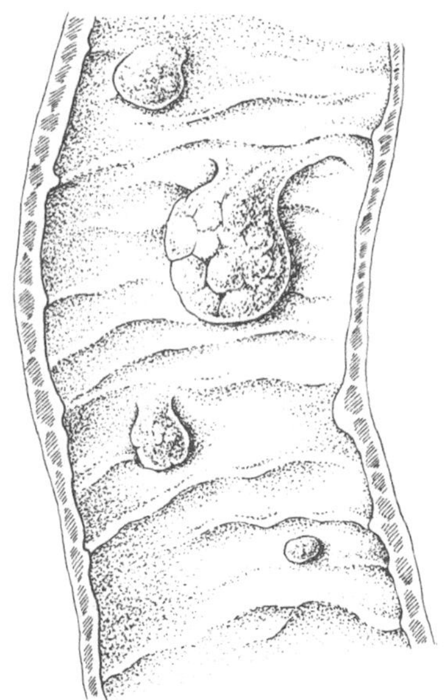

Abb. 4. Makroskopische Beispiele von Tumoren

Die Bezeichnung Polyp sagt nichts über seine Dignität aus. Nur die *Adenome sind potentiell maligne.* Es ist zu beachten, daß Polyp nicht identisch mit gestieltem Adenom ist. Polypen können sessil oder gestielt sein und von der Mukosa, Submukosa oder Muscularis ausgehen.

Klassifikation der Polypen

Neoplasien   Adenome
- tubuläres Adenom (ca. 75%)
- tubulovillöses Adenom (ca. 15%)
- villöses Adenom (ca. 10%)

Adenokarzinom

Karzinoid

Entzündlich   Entzündlicher Polyp (Pseudopolyp)

Gutartiger lymphoider Polyp

Hamartom   Juveniler Polyp

Peutz-Jeghers Polyp

Nicht klassifizierbar Hyper(meta)-plastischer Polyp

Heterotop   Endometriose

Andere Polypen   Lipom, Leiomyom, Neurofibrom, Hämangiom, schleimgefüllte Zysten bei Colitis cystica profunda, gasgefüllte subseröse Zysten bei der Pneumatosis intestinalis.

Neoplasien

Die neoplastischen Polypen werden in den Kapiteln 7 (Adenom) und 10 (Karzinom) behandelt.

Entzündlicher Polyp

Entzündliche Polypen können bei jedem entzündlichen Prozeß entstehen. Häufig treten sie bei der Colitis ulcerosa, bei der Crohn-Krankheit des Dickdarms oder bei der Schistosomiasis auf. Bei der Colitis ulcerosa entwickelt sich aber das Karzinom nicht sicher aus einem entzündlichen Polyp.

Hamartome

Hamartome haben kein malignes Potential. Zu ihnen gehören die juvenilen Polypen und das Peutz-Jeghers Syndrom. *Juvenile Polypen* kommen bei 1% der Kinder vor, am häufigsten im Alter von 5 Jahren.

Das *Peutz-Jeghers Syndrom* besteht aus Polypen des Magens, Dünn- und Dickdarms, zirkumoralen und zirkumanalen Pigmentationen. Das maligne Potential, wenn überhaupt vorhanden, ist sehr gering. Bei Familien mit diesem Syndrom wurde von Karzinomen des Dünndarms berichtet.

Metaplastischer (hyperplastischer) Polyp

Der metaplastische Polyp ist einer der häufigsten kolorektalen Polypen. Er kommt bei 20–75% aller Erwachsenen vor. Seine Größe beträgt 1–5 mm, er hat die gleiche Farbe wie die normale Mukosa und ist meistens im Rektum lokalisiert. Er zeigt kein malignes Potential. Jedoch wird in letzter Zeit eine Beziehung zwischen dem hyperplastischen und adenomatösen Polypen diskutiert. Erst die Zukunft wird zeigen, ob diese auch tatsächlich existiert.

Zusammenfassung

Patienten mit Polypen sollten bei folgenden Befunden besonders gut
überwacht werden:

1. große Polypen, schwere Dysplasie, fortgeschrittene villöse Verän-
   derungen,
2. synchrone Polypen und invasives Karzinom,
3. familiäre Polyposis und andere mit multiplen Polypen einherge-
   hende Krankheiten.

7 Neoplastische Polypen (Adenome)

Die neoplastischen Polypen werden in tubuläre, villöse und tubulo-villöse Adenome (adenomatöser Polyp) eingeteilt.

Adenom-Karzinom-Sequenz

Es wird heute allgemein postuliert, daß Adenome die Vorläufer des Kolonkarzinoms darstellen. Hierfür gibt es verschiedene Hinweise: Karzinomgewebe wird häufig innerhalb eines Adenoms gefunden. Patienten mit multiplen Adenomen haben ein höheres Karzinomrisiko. Adenome haben die gleiche Verteilung wie die Dickdarmkarzinome; beide Tumoren finden sich am häufigsten im distalen Kolon und Rektum. Der Häufigkeitsgipfel des Adenoms ist ca. 5–10 Jahre früher als der des Kolonkarzinoms. Meistens dauert es mehr als 5 Jahre, bis sich in einem Polypen ein Karzinom entwickelt. Studien lassen darauf schließen, daß die koloskopische Entfernung von Polypen das Karzinomrisiko stark senkt. Erst wenn die kanzerösen Zellen die Muscularis mucosae penetrieren, spricht man von einem invasiven Karzinom. Oberflächliche fokale Karzinome der Mukosa metastasieren wahrscheinlich nicht (Abb. 5–7).

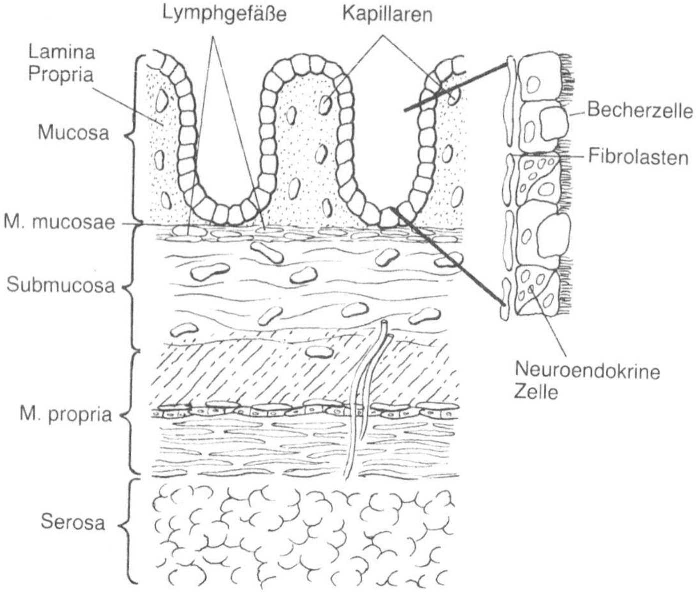

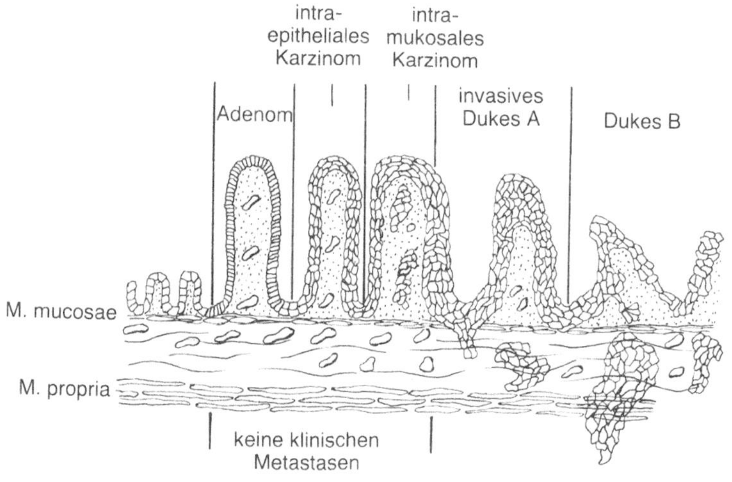

Abb. 5. Normale Struktur von Kolon und Rektum

Abb. 6. Adenom-Karzinom-Sequenz

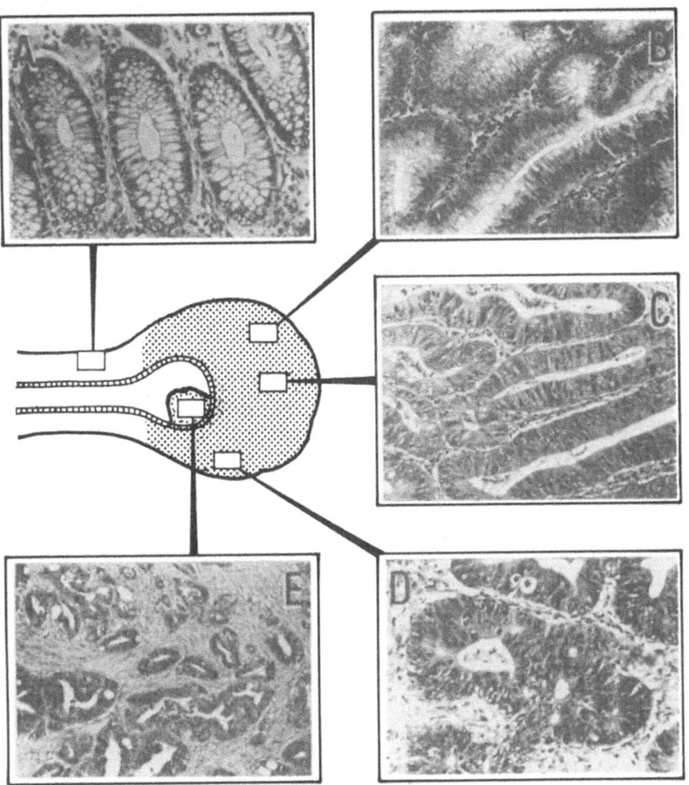

Abb. 7 A–E. Morphologie der Adenom-Karzinom-Sequenz. **A** normales Epithel, **B** leichte Dysplasie, **C** mäßige Dysplasie, **D** starke Dysplasie, **E** invasives Karzinom

Risiko

Das Risiko zur malignen Entartung des Adenoms hängt vom histologischen Typ (villöse Histologie), der Größe und der Differenzierung (Atypie) des Adenoms ab (Abb. 7–8 und Tabelle 5).
Sessile Polypen haben eine größere Tendenz zur malignen Transformation als gestielte Polypen (Abb. 9). Das Risiko zur malignen Entartung ist beim *villösen Adenom am größten*.

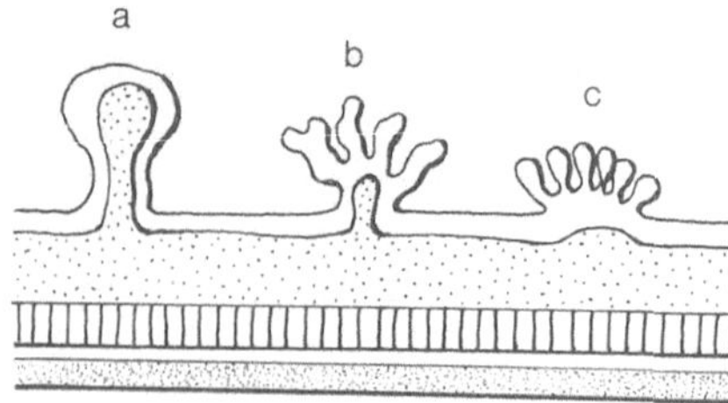

Abb.8. Histologie der Adenome

Tabelle 5. Anteil (%) der Adenome mit Karzinom, unterteilt nach histologischem Typ und Dysplasie. Chirurgische (in Klammern koloskopische) Befunde

Histologischer Typ	<1 cm	1–2 cm	>2 cm	Gesamt
Tubulär	1(1)	10(3)	35(10)	5 (2)
Tubulovillös	4(0)	7(4)	46(11)	23 (6)
Villös	10(0)	10(5)	53(38)	41(18)

Dysplasie	Adenome mit Karzinom
Leicht	6
Mäßig	18
Schwer	35

Polypen werden in den letzten Jahren *häufiger im proximalen Kolon* diagnostiziert, d.h. immer weniger Polypen können nur mit dem starren Sigmoidoskop (13%!) erfaßt werden (Tabelle 6).
Bemerkenswert ist auch der Umstand, daß bei *älteren* Patienten weniger häufig Polypen im distalen Dickdarm gefunden werden, d.h. die Sigmoidoskopie ist weniger aussagefähig (Tabelle 7).
Entzündliche hyperplastische Polypen machen mehr als 70% der Kolonpolypen aus. 20–30% sind *adenomatöse* Polypen (neoplastische Polypen); davon werden über 90% nie maligne entarten.
50% der Patienten mit einem *singulären* Adenom entwickeln nach 15 Jahren ein metachrones Adenom (d.h. Entwicklung eines Ade-

28

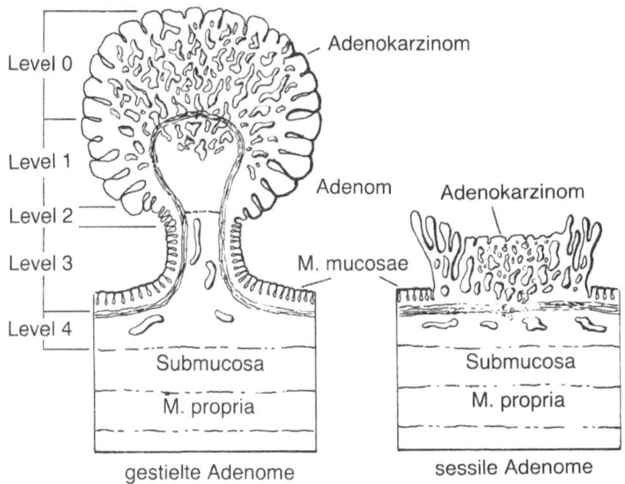

Abb. 9. Infiltrationstiefe bei gestielten und sessilen Polypen

Tabelle 6. Verteilung von 515 Kolonpolypen in den Jahren 1961–1970 und 1971–1980 (vgl. vor allem Polypen im Rektum zwischen den beiden Zeitperioden

Kolonabschnitt	1961–1970 [%]	1971–1980 [%]
Colon ascendens	15	26
Colon transversum	17	19
Colon descendens	15	12
Sigma	21	30
Rektum	32	13

noms zu einem späteren Zeitpunkt). Das kumulative *Karzinomrisiko* bei einem singulären Adenom beträgt 1% nach 5 Jahren, 2% nach 10 Jahren und 5% nach 15 Jahren.

Für *multiple* Adenome bei der Erstuntersuchung ist das Karzinomrisiko viel größer: 7% nach 5 Jahren, 12,5% nach 10 Jahren und 12,5% auch nach 15 Jahren.

Tabelle 7. Verteilung der Kolonpolypen in Abhängigkeit vom Alter des Patienten . Bei älteren Patienten gehäuft im proximalen Dickdarm

Kolonabschnitt	Alter des Patienten (Jahre)	
	20–55	56–85
Colon ascendens	16%	24%
Colon tranversus	21%	19%
Colon descendens	13%	18%
Sigma	26%	20%
Rektum	24%	19%

Therapie

Heute wird wann immer möglich die koloskopische Polypektomie empfohlen. Dies gilt auch für maligne Polypen. Technische Probleme der Polypektomie und der histologischen Beurteilung kommen vor. Je nach Befund muß der Patient anschließend entweder koloskopisch überwacht werden, oder der Polyp muss chirurgisch (z. B. Invasion der submukösen Lymphgefäße, undifferenziertes Karzinom) entfernt werden.

Die *Rezidivrate* des adenomatösen Polypen wird mit ca. 30–60% in 1–4 Jahren angegeben.

8 Präkanzerosen des Dickdarms

Das durchschnittliche Karzinomrisiko beträgt bis zum 70. Lebensjahr ca. 4%. Patienten mit folgenden Befunden haben aber ein erhöhtes Risiko, ein Dickdarmkarzinom zu entwickeln: Adenomatosis coli (Polyposis coli), familiäres Kolonkarzinom, Colitis ulcerosa, Crohn-Krankheit, multiple primäre Karzinome, adenomatöser Polyp, Ureterosigmoidostomie (Harnleiter-Darm-Implantation, HDI) und Schistosomiasis.

Familiäre Adenomatosis coli (Polyposis coli)

Diese Krankheit ist autosomal dominant vererbbar und betrifft Männer und Frauen gleich häufig. 50% der Kinder aus betroffenen Familien haben diese Krankheit. Die Häufigkeit beträgt 1:7000 bis 1:10000. Karzinome entwickeln sich meistens vor dem 40., jedoch selten vor dem 15. Lebensjahr. Patienten mit dieser Krankheit haben hunderte bis tausende von adenomatösen Polypen. Sie beginnen sich meistens in der frühen Adoleszenz zu entwickeln (Abb. 10).
Magen- und Duodenalpolypen kommen bei diesen Patienten gehäuft vor. Magenpolypen kommen bei ca. 50% der Patienten vor und sollen bei uns (im Gegensatz zu Japan) ein kleines malignes Potential haben. Duodenalpolypen kommen mit 4–12% weniger häufig vor; sie befinden sich in 90% der Fälle im Bereich der Papille und können zu akuter Pankreatitis führen.
Die Prognose des Karzinoms ist die gleiche wie in der „normalen" Population. Häufiger bestehen aber synchrone Karzinome.

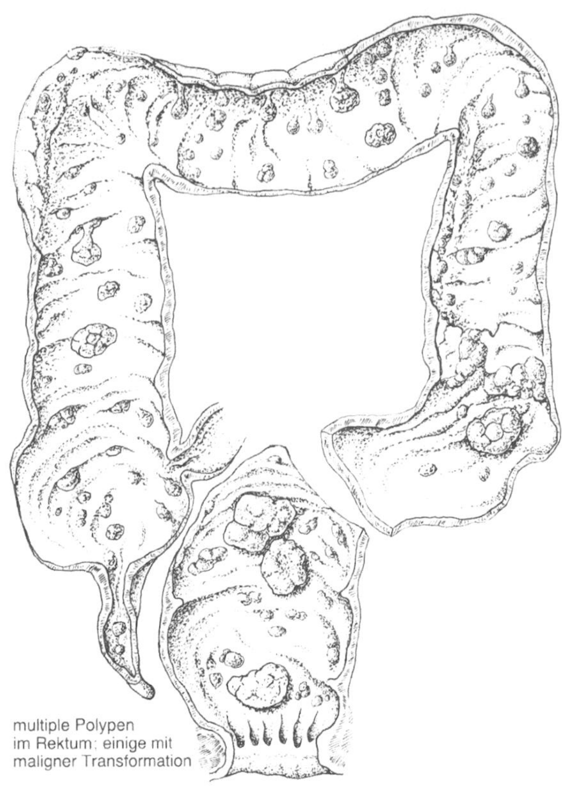

Abb. 10. Familiäre Adenomatosis coli (Polyposis coli)

Endoskopie

Risikofamilien sollten nach dem 20. Lebensjahr alle 2 Jahre mit dem flexiblen Sigmoidoskop untersucht werden. Dies erlaubt, Familienmitglieder ohne Syndrom zu erkennen. Falls Polypen festgestellt werden, muß eine Koloskopie veranlaßt werden. Eine Gastroduodenoskopie wird ebenfalls alle 2 Jahre empfohlen.

Das *Gardner-Syndrom* ist eine Variante der familiären Polyposis, das zusätzlich folgende Merkmale aufweist: Osteome des Kiefers und anderer Knochen, kutane Fibrome und Postlaparotomie-Desmoide. Eine andere Variante ist das *Turcot-Syndrom:* multiple Kolonadenome mit postpubertär auftretenden Hirntumoren.

Therapie

Kolektomie mit ileorektaler Anastomose. Das erhaltene Rektum dieser Patienten muß aber häufig kontrolliert und neue Adenome müssen abgetragen werden. Alternative Therapie: Entweder Proktokolektomie mit Ileostomie oder totale Kolektomie, Mukosaproktektomie und ileoanale Anastomose.
Zu beachten ist, daß Patienten mit Hamartompolypen (Peutz-Jeghers-Syndrom und juveniler Adenomatosis coli) kein eindeutig erhöhtes Karzinomrisiko haben.

Familiäres Kolonkarzinom – Lynch-Syndrom I/II

Das familiäre Vorkommen kolorektaler Karzinome hat verschiedene Ursachen. Ungefähr 10% aller Kolonkarzinome sollen auf genetische Faktoren zurückzuführen sein. Hier eine kurze Übersicht:

1. Hereditär:
   A. mit Polypen
      - adenomatöse Polypen (familiäre Adenomatosis coli)
      - nicht adenomatöse Polypen (Peutz-Jegher, juvenile Adenomatosis coli)
   B. ohne Polypen
      (hereditäres nonpolypöses kolorektales Karzinom:
      Lynch I/II)
2. familiäres Kolonkarzinom

Familiäres Kolonkarzinom

Es gibt keine klare Definition des *familiären Kolonkarzinoms*. Das Auftreten von Kolonkarzinomen bei jüngeren Erwachsenen in

2 oder mehr Generationen charakterisiert die Diagnose. Das Karzinomrisiko in Familien mit familiärem Kolonkarzinom ist ca. 3mal höher als bei der Normalpopulation. Durch eine gute familiäre Anamnese kann eine Reduktion der Mortalität von 50% erreicht werden!

Es scheint, daß auch *adenomatöse Polypen* - neben dem familiären Kolonkarzinom und der familiären Adenomatosis (mit vielen Polypen) - gehäuft in einzelnen Familien vorkommen.

Bei einem Zwilling, dessen anderer Zwilling an einem kolorektalem Karzinom erkrankt ist, beträgt das Karzinomrisiko 15%.

Lynch-Syndrom I/II

Das hereditäre nonpolypöse kolorektale Karzinom *(Lynch-Syndrom I/II)* wird autosomal dominant vererbt. Der Anteil des Lynch-Syndroms am kolorektalen Karzinom soll immerhin 4-6% betragen. Das Auftreten von proximalen (>70%) Kolonkarzinomen ohne multiple Polypen und meta- oder synchronen Metastasen bei jüngeren Erwachsenen charakterisiert die Diagnose. Das Lynch-Syndrom I besteht nur aus dem Kolonkarzinom; das Lynch-Syndrom II aus Kolonkarzinom und Karzinomen anderer Lokalisationen (Ovar, Pankreas, Nieren, Endometrium). Kürzlich wurden 3 mit dem Lynch-Syndrom assoziierte Gene entdeckt (auf Chromosom 5q, 17p und 18q).

Therapie

Jährliche Koloskopie ab 25 Jahren. Subtotale Kolektomie mit ileorektaler Anastomose, prophylaktische Hysterektomie und Ovarektomie.

Colitis ulcerosa

Das Karzinomrisiko steigt mit der Dauer der Krankheit: In den ersten 10 Jahren ist es unbedeutend erhöht, zwischen 10 und 20 Jahren ca. 2–3% (d.h. ca. 20- bis 30mal erhöht), zwischen 20 und 30 Jahren ca. 10% erhöht. Die Prognose ist die gleiche wie für die anderen Patienten mit Kolonkarzinom.

Therapie

Die Therapie richtet sich nach Schwere und Dauer der Krankheit. Eine prophylaktische Kolektomie und ileorektale Anastomose sollte evtl. nach ca. 8–10 Jahren aktiver Krankheit (Karzinomrisiko im Rektum ca. 6% bei Krankheit von über 20 Jahre Dauer) durchgeführt werden.
Die prophylaktische Proktokolektomie mit Pouch ist sehr umstritten (evtl. bei unkooperativen Patienten). Die Operation ist aber indiziert bei hochgradiger Dysplasie.
Patienten mit dieser Krankheit müssen alle 1–2 Jahre koloskopisch kontrolliert werden. Eine halbjährlich Kontrolle ist bei Patienten mit totaler oder ausgedehnter Kolitis von mehr als 8 Jahren Dauer erforderlich. Biopsien müssen *alle 10 cm* auch im Bereich der normalen Schleimhaut gewonnen werden. Falls eine schwere Dysplasie oder eine mit Dysplasie assozierte Läsion oder ein Tumor diagnostiziert wird, muß eine Kolektomie durchgeführt werden. Bei schwerer Dysplasie wird im Resektat in 45%–60% der Fälle ein Karzinom gefunden.
Es muß aber betont werden, daß Patienten mit Colitis ulcerosa trotz der koloskopischen Überwachung an einem Kolonkarzinom sterben können.

Crohn-Krankheit

Das Karzinomrisiko ist leicht erhöht, ca. 3% in 20 Jahren. Da es sich aber um junge Patienten handelt, ist die Wahrscheinlichkeit, ein Karzinom zu entwickeln, 20mal höher gegenüber gesunden Gleichaltrigen.

Therapie

Koloskopische Überwachung, Biopsien.

Andere Präkanzerosen

Multiple primäre Karzinome

Das Risiko, nach einem ersten Kolonkarzinom ein zweites Kolonkarzinom zu entwickeln, ist für den Patienten ca. 3mal höher als für Menschen ohne diesen Erstbefund.

Solitärer Polyp

Hyperplastische Polypen haben kein erhöhtes Karzinomrisiko. Zum adenomatösen Polypen siehe Kap. 7.

Cholezystektomie

Bis heute ist nicht klar, ob die Cholezystektomie zu einem erhöhten Risiko führt. Die Studien widersprechen sich. Falls ein Risiko bestehen würde, wäre dies sehr gering.

Ureterosigmoidostomie (sog. HDI)

Eindeutig erhöhtes Karzinomrisiko. Das Intervall zwischen dem Anlegen einer Ureterosigmoidostomie und dem Auftreten eines Karzinoms ist meistens länger als 5 Jahre, typischerweise 20–30 Jahre.

Schistosomiasis

Eindeutig erhöhtes Risiko. Diese Krankheit tritt v. a. in China endemisch auf.

Bestrahlung

Das Ausmaß der Gefahr ist nicht bekannt. Haemoccult-Test und flexible Sigmoidoskopie gelegentlich veranlassen.

Anamnese

Patienten mit einem Endometriumkarzinom, Ovarialkarzinom oder Brustkrebs in der Anamnese haben ein 2fach erhöhtes Risiko für ein kolorektales Karzinom gegenüber der gesunden Bevölkerung.

Genetische Grundlagen

Gegenwärtig wird versucht, die genetischen Grundlagen des kolorektalen Adenoms und Karzinoms zu definieren. Sollte dies in den kommenden Jahren gelingen, könnten damit Hochrisikopatienten frühzeitig entdeckt werden.

9 Screening von asymptomatischen Patienten

Nach den heutigen Erkenntnissen kann ein *Massen*screening nicht empfohlen werden. Es gibt zu wenig gesicherte Daten, die zeigen würden, daß damit die Mortalität des kolorektalen Karzinoms gesenkt würde (Tabelle 8). Das soll aber den praktizierenden Arzt nicht davon abhalten, auf Wunsch des Patienten oder bei Indikation (vor allem beim Hochrisikopatienten) ein Screening durchzuführen.

Patient mit nicht erhöhtem Risiko (Check-up)

Empfehlungen der American Cancer Society:
- jährliche Rektaluntersuchung ab 40 Jahren,
- jährlicher Haemoccult Test ab 50 Jahren,
- starre oder flexible Sigmoidoskopie alle 3–5 Jahre, nachdem Poly-

Tabelle 8. *Geschätzte* Reduktion der Mortalität aufgrund jährlicher Screeninguntersuchungen (nur mathematisches Modell; keine Studien, die die Zahlen belegen)

Jährlicher Test	Verminderung der Mortalität [%]
Haemoccult-Test	30
Holzknecht-Untersuchung	85
und	
– Haemoccult-Test	92–96
– flexible Sigmoidoskopie	96–99
Flexible Sigmoidoskopie und	
Haemoccult-Test	55

pen oder Tumoren durch 2 negative Untersuchungen in einjährigem Abstand ausgeschlossen wurden. Ein 3jähriges Intervall wurde gewählt, weil sich ein invasives Karzinom aus einer normalen Mukosa nicht in kürzerer Zeit entwickelt.

Diese Empfehlungen gelten nicht für große Screeningprogramme, da sie zu kostspielig sind, sondern für Hausärzte als Check-up-Empfehlung.

Hochrisikopatienten (s. auch Kap. 8)

Patienten mit *familärer* Adenomatosisanamnese sollten spätestens mit 20 Jahren koloskopiert werden. Bei multiplen Polypen (einige Autoren geben die Grenze bei mehr als 100 Polypen an, diese Zahl ist aber arbiträr) wird eine Kolektomie empfohlen.
Bei Patienten mit *familiärer Karzinomanamnese* wird eine Rektaluntersuchung, ein Haemoccult-Test und eine Doppelkontrast-Holzknecht-Untersuchung oder eine Koloskopie mit 30 Jahren empfohlen, beim Lynch-Syndrom bereits ab 25 Jahren. Falls ein negativer Befund erhoben wird, sind jährlich ein Haemoccult-Test und eine Rektaluntersuchung sowie alle 3 Jahre eine Koloskopie notwendig. Patienten mit *Colitis ulcerosa* haben ein 20fach erhöhtes kolorektales

Tabelle 9. Vergleich der verschiedenen Screeningmethoden zum Erfassen des kolorektalen Karzinoms

Screeningmethode	Nachweisbare Tumoren [%]	Nachweisbares Karzinom [%]	Falschpositiv [%]	Falschnegativ [%]
Haemoccult-Test	–	18–50	0,5–8,6	25–40
Flexibles Sigmoidoskop (35 cm)	40	50	–	15
Holzknecht-Untersuchung	92	66	3–5	25
Koloskopie	95	100	–	5–8

Karzinomrisiko. Dies gilt v.a. bei Befall des ganzen Kolons und einer Krankheitsdauer von mehr als 10 Jahren. Eine Koloskopie mit Biopsie wird alle 6 Monate empfohlen. Bei schwerer Dysplasie muß die Kolektomie in Erwägung gezogen werden. Patienten mit bereits *abgetragenen Dickdarmpolypen* sollten alle 3–5 Jahre koloskopiert oder einer Doppelkontrast-Holzknecht-Untersuchung unterzogen werden.

Eine Zusammenfassung der verschiedenen Methoden zeigt Tabelle 9.

10 Das kolorektale Karzinom

Epidemiologie

Das Dickdarmkarzinom kommt in Nord- und Westeuropa, Nordamerika und Australien viel häufiger vor als in Südamerika, Afrika oder Asien (Japan). Japaner, deren Eltern in die USA auswanderten, haben das gleiche Risiko, an einem *Kolonkarzinom* zu erkranken, wie die Amerikaner selbst (die Inzidenz des *Rektumkarzinoms* ist aber bei Japanern und Amerikanern gleich!). Somit sind Umwelteinflüsse für die Entwicklung des Karzinoms wahrscheinlich entscheidender als genetische Faktoren. Das Kolonkarzinom tritt bei städtischer Bevölkerung häufiger auf als bei der ländlichen. Die weiße amerikanische Bevölkerung hat ein größeres Risiko als die schwarze amerikanische Bevölkerung, jedoch stieg dieses bei den schwarzen Amerikanern in den letzten Jahren an und ist heute praktisch gleich hoch wie bei der weißen Bevölkerung.

Frühere Studien ließen eine Beziehung zwischen hohem Fettgehalt der Nahrung, hohem Anteil an tierischem Eiweiß und faserarmer Ernährung vermuten. Neuere Studien stellten diese Theorie wieder in Frage. So ist z. B. das Risiko der Ehefrauen von an Kolonkarzinom erkrankten Männern nicht erhöht.

Es wurde auch vermutet, daß durch Bakterien modifizierte Gallensäuren oder andere Stoffe karzinogen wirken könnten. So ist bis heute auch nicht klar, ob z. B. die Cholezystektomie zu einem erhöhten Risiko führt. Spekuliert wurde, ob Vitamin A, C, und E das Karzinomrisiko verringern. Das gleiche soll für Selen, Zink, Molybdän und Jod gelten. Calciumzufuhr in der Nahrung (das 3fache der normalen täglichen Zufuhr) soll die abnormale Proliferation der Kolonmukosa normalisieren.

Asbestexposition soll das Karzinomrisiko verdoppeln. Unklar ist aber, ob nicht bei den entsprechenden Studien peritoneale Mesotheliome als Kolonkarzinome diagnostiziert wurden.

Die Rolle von Hormonen und Wachstumsfaktoren in der Pathogenese des Kolonkarzinoms ist ebenfalls nicht geklärt. Exogene Hormonzufuhr führt wahrscheinlich nicht zu erhöhtem Risiko.

Präventive Maßnahmen oder diätetische Empfehlungen können gegenwärtig nicht klar definiert werden, da wie oben besprochen keine spezifischen ätiologischen Nahrungsfaktoren, die die Entwicklung des kolorektalen Karzinoms beeinflussen, konklusiv nachgewiesen wurden.

Risikofaktoren

Wie bereits im Kap. 8 erwähnt wurde, müssen als Risikofaktoren für das kolorektale Karzinom genetische Einflüsse genannt werden. Familienangehörige eines am Kolonkarzinom erkrankten Patienten haben ein 2- bis 3mal höheres Risiko gegenüber Nichtfamilienmitgliedern, ebenfalls ein Kolonkarzinom zu entwickeln. Andere Risikofaktoren sind Colitis ulcerosa, Morbus Crohn, andere Karzinome, Ureterosigmoideostomie u.a.

Verteilung des kolorektalen Karzinoms

In den letzten Jahren wurde das kolorektale Karzinom – wie das Adenom – vermehrt im proximalen Kolon diagnostiziert (Tabelle 10).

Das Risiko, bis zum 75. Lebensjahr am kolorektalen Karzinom zu erkranken, liegt beim Mann bei 4% und bei der Frau bei 2,5%. Das Rektum- und Sigmakarzinom kommt beim Mann (32% bzw. 34%) häufiger vor als bei der Frau (23% bzw. 28%). Dagegen ist das proximale Kolonkarzinom bei der Frau häufiger. Insgesamt kommt das kolorektale Karzinom aber bei Mann und Frau fast gleich häufig

Tabelle 10. Häufigkeit des Kolonkarzinoms in % in den Jahren 1961–1970 und 1971–1980

	1961–1970	1971–1980
Colon ascendens	9	19
Colon transversus	8	18
Colon descendens	12	8
Sigma	34	29
Rektum	37	26

vor. Auch die Prognose ist identisch. Beim Rektumkarzinom findet man in ca. 20–30% der Fälle synchrone Kolonpolypen.

Die Inzidenz des kolorektalen Karzinoms steigt nach dem 40. Lebensjahr an und erreicht im 75.–80. Lebensjahr das Maximum. Multiple, *synchrone* Karzinome – d.h. mehr als ein Karzinom zur gleichen Zeit – kommen in ca. 3–5% der Fälle vor.

Zweite, sich zu einem späteren Zeitpunkt entwickelnde Karzinome *(metachrone Karzinome),* kommen in einer Häufigkeit von etwa 2–3% vor.

Bei über 95% der malignen Dickdarmtumoren handelt es sich um Adenokarzinome.

Prognostische Faktoren

- Alter: Ungefähr 2–4% der Patienten sind jünger als 40 Jahre. Diese Patientengruppe hat angeblich eine schlechtere Prognose. Die Ursache ist nicht ganz klar, doch spielt eine verspätete Diagnose eine wichtige Rolle.
- Histologie: Man unterscheidet *gut* (20% der Fälle), *mäßig* (60%) und *wenig* (20%) differenzierte Adenokarzinome. Die wenig differenzierten Karzinome haben die schlechteste Prognose. Tumoren mit entzündlichen Infiltraten haben eine bessere Prognose.
- Tumorgröße: Es besteht keine Korrelation zwischen Tumorgröße und Prognose.

- Lokalisation: Rechtsseitige Tumoren metastasieren vor allem in die Leber, Rektumkarzinome dagegen regionär. Die *Rezidivrate* ist für alle Lokalisationen gleich (einige Studien zeigen jedoch ein vermindertes Rezidivrisiko für rechtsseitige Tumoren).
- CEA: Die Spezifität und Sensitivität des CEA-Tests für Massenscreening ist schlecht. Als Verlaufparameter nach der Operation hat er aber einige Bedeutung; die prognostische Bedeutung ist jedoch noch unklar.
- Obstruktion/Perforation: Die Perforation hat eine schlechte Prognose im Gegensatz zur Obstruktion, die nur ein erhöhtes Operationsrisiko bedeutet.
- Infiltration/Adhäsion anderer Organe: Die Prognose verschlechtert sich hier bei der kurativen Resektion nicht sehr stark: Die 5-Jahres-Überlebensrate bei kurativer Resektion ohne Befall von umliegenden Organen liegt bei 46%, mit Befall und Resektion bei 34%. Sind Blase und Prostata befallen, ist die kurative Resektion oft nicht möglich. Im Gegensatz dazu können Metastasen im Dünndarm, Ovar, Uterus und in der Abdominalwand meistens gut reserziert werden.

Pathologisches Stadium

Neben dem TNM-Staging (Tabelle 12) ist heute noch die Dukes-Klassifikation (Tabelle 11, Abb. 11) am gebräuchlichsten.

Metastasen

Die Metastasierung kann *intramural* oder *intraluminal* (selten) erfolgen. Erfolgt sie intramural, unterscheidet man lymphogene (am häufigsten, keine Korrelation zwischen Tumorgröße und Lymphknotenbefall), hämatogene (venöse Infiltration bei ca. 15–50% der Fälle), peritoneale („frozen pelvis" / Befall der Ovarien in ca. 3–4% der Fälle) und perineurale Metastasierung. Die *laterale* Tumorausdehnung scheint ein sehr wichtiger prognostischer Faktor bezüglich

Tabelle 11. Dukes-Klassifikation

Stadium	Ausdehnung	Häufigkeit des Kolonkarzinoms zum Zeitpunkt der Diagnosestellung [%]
A	Bis Submukosa oder Muscularis kein Lymphknotenbefall	15
B	Über Muscularis in perikolisches/ perirektales Fettgewebe kein Lymphknotenbefall	40
C	Wie A oder B aber mit Lymphknotenbefall	45
D	Nicht in der Dukes-Einteilung, bedeutet aber mit Fernmetastasen	

Einige Autoren unterteilen das B- und C-Stadium weiter in:
B1: bis, aber nicht durch die Muscularis propria,
B2: durch die Muscularis propria, aber innerhalb der Wand,
C1: wie B2, aber mit Lymphknotenbefall,
C2: durch die Serosa mit Lymphknotenbefall.

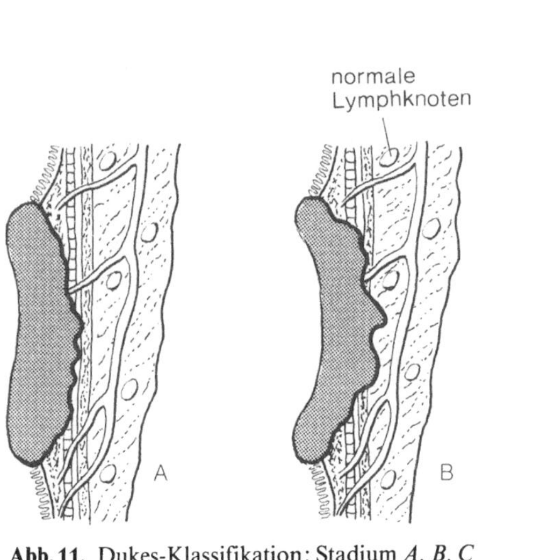

Abb. 11. Dukes-Klassifikation: Stadium *A, B, C*

Tabelle 12. TNM-Klassifikation. (Siehe Anhang: TNM)

Stadien-gruppierung	Primärtumor	Regionäre Lymphknoten	Fernmetastasen	
Stadium 0	Tis	N0	M0	
Stadium I	T1	N0	M0 ⎤ Dukes A
	T2	N0	M0 ⎦
Stadium II	T3	N0	M0 ⎤ Dukes B
	T4	N0	M0 ⎦
Stadium III	jedes T	N1	M0 ⎤ Dukes C
	jedes T	N2, N3	M0 ⎦
Stadium IV	jedes T	jedes N	M1	

Tabelle 13. Verteilung von Metastasen bei Autopsien

Organ	Kolon [%]	Rektum [%]
Leber	76	62
Lungen	48	64
Peritoneum	49	25
Ovar	17	4
Skelett	12	19
Hirn	6	8

der Rezidivrate beim Rektumkarzinom zu sein (vollständige laterale Resektion! Der pathologische Befund ist wichtig!). Es wird angenommen, daß ca. 30% der Patienten okkulte Metastasen haben (Tabelle 13).

Symptome und Befund, Diagnose

Im Durchschnitt dauert es 7–9 Monate vom Auftreten der ersten Symptome bis zur Diagnosestellung. Patienten und Ärzte sind gleichermaßen dafür verantwortlich.

Die Volumenverdoppelungszeit des Kolonkarzinoms wird auf ca. 620 Tage geschätzt, und es dauert mindestens 5 Jahre, im Durch-

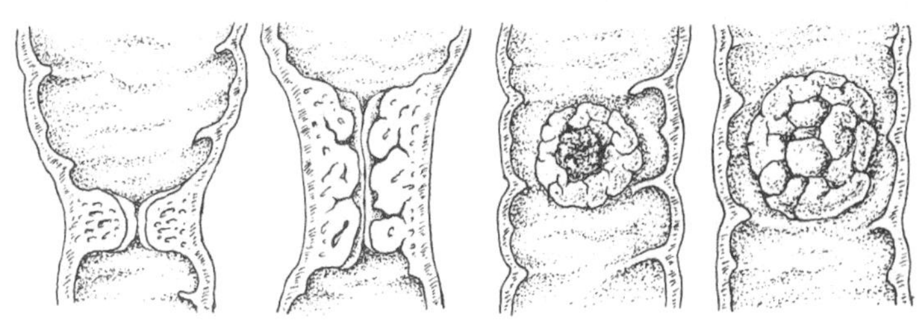

Abb. 12. Makroskopische Formen des Kolonkarzinoms und die sich entwik-kelnde Symptomatik. (Annuläre und tubuläre Tumoren führen zu Stenosen und damit zu Obstruktion, Ulzera und kohlförmige Tumoren zu Blutungen und Anämie)

schnitt wahrscheinlich 10–15 Jahre, bis der Tumor *Symptome* verur-sacht (siehe Kap. 7). Die Symptomatik hängt auch von den makro-skopischen Varianten des Tumors ab (Abb. 12).
Nach einem *positiven* Screeningtest (z. B. Haemoccult-Test positiv) muß der *ganze* Dickdarm koloskopisch oder radiologisch unter-sucht werden, auch wenn initial mit dem starren Sigmoidoskop Hä-morrhoiden oder Fissuren etc. nachgewiesen wurden.

Diagnosestellung

Proximales Kolon
Anämie/Schwäche/Anorexie,
okkultes Blut im Stuhl,
Dyspepsie,
rechtsseitige abdominale Beschwerden (Fossa iliaca),
palpabler Tumor,
Holzknecht-Befund,
Koloskopiebefund.

Distales Kolon
Stuhlunregelmäßigkeit,
Meläna,
Obstruktionszeichen,

Sigmoidoskopie,
Holzknecht-Befund

Rektum
Rektalblutung,
Stuhlunregelmäßigkeit,
unvollständige Stuhlentleerung,
palpabler Rektaltumor (der Finger reicht nur bis zum mittleren Rektum, ca. 7–9 cm),
sigmoidoskopischer Befund.

Therapie

Bis heute gibt es nur die chirurgische Resektion des primären Tumors zusammen mit den regionären Lymphknoten. Oberstes Prinzip ist die Radikalität. Leider gibt es aber kein standardisiertes chirurgisches Verfahren. Meistens wird es sich um eine Hemikolektomie rechts, Hemikolektomie links, Sigmaresektion, „low-anterior-resection" oder um eine abdominoperineale Resektion mit einer Kolostomie handeln (Abb. 13). Distal muß der Resektionsrand mindestens 2 cm vom Tumor entfernt sein. Routinemäßig sollte bei Patientinnen in der Postmenopause die Oophorektomie gleichzeitig durchgeführt werden. Die No-touch-Technik (d. h. der Tumor wird während der Operation nicht berührt, und die Gefäße werden früh ligiert) verringert die Häufigkeit von Lebermetastasen, erhöht aber *nicht* die Überlebensrate. Die Resektionrate beträgt heute z. T. über 95%. Mehr als 70% der Tumoren können „kurativ" reseziert werden, ca. 25% der Patienten erhalten eine palliative Operation. Da keine Hinweise auf einen Alterseffekt bei der Behandlung des kolorektalen Karzinoms bestehen, sollten jüngere und ältere Patienten nach den gleichen Prinzipien behandelt werden. Die Behandlungsmethode richtet sich nach dem Stadium. Wie bereits erwähnt wurde, ist für lokalisierte Tumoren die chirurgische Resektion die Therapie der Wahl, bei fortgeschrittenen Tumoren beinhaltet die palliative Therapie die Chirurgie, Radiotherapie, Chemotherapie oder eine Kombination davon.

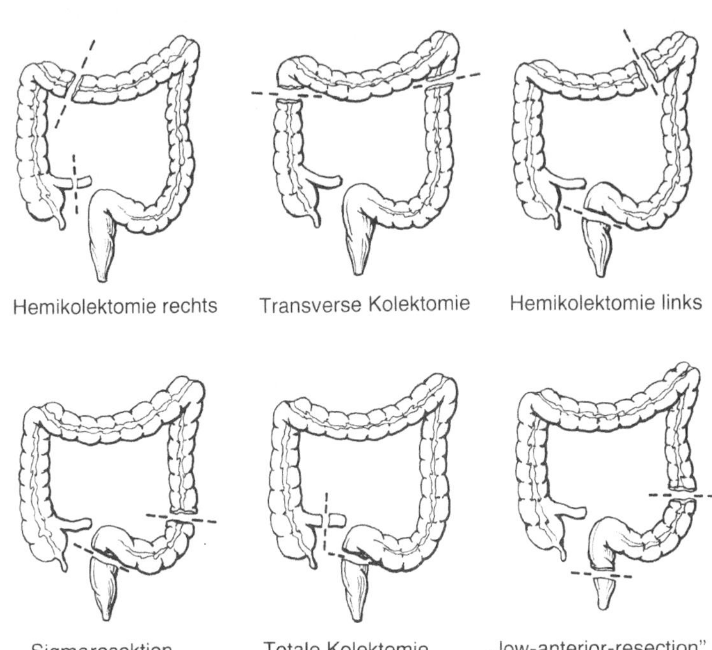

Abb. 13. Verschiedene Arten von Kolonresektionen des Primärtumors

Operationsletalität/Morbidität: 2/3 der über 65jährigen Patienten haben okkulte kardiorespiratorische Probleme, die es rechtzeitig zu erkennen gilt. Für die kurative Operation konnte die operative Letalität von ca. 25% auf 5% oder weniger reduziert werden. Eine größere Studie mit 70- bis 79jährigen Patienten zeigte, daß die Letalität bei der kurativen Operation bei 2% und bei der palliativen Operation bei 7% lag; im Gegensatz dazu stieg aber die Letalität der Patienten über 80 Jahre für die kurative Resektion auf 21% bzw. auf 38% für die palliative Operation (Komplikationen in 80% der Fälle).
Tiefe Venenthrombosen und Lungenembolien scheinen bei diesen Operationen häufiger zu sein als bei anderen vergleichbaren abdominalen Operationen.

Die Wundinfektionsrate konnte durch perioperative Antibiose und präoperative mechanische Darmreinigung erheblich (auf 7–10%) gesenkt werden.

Darmanastomosen können entweder von Hand oder mit dem Klammerapparat (Stapler) durchgeführt werden. Mit dem Stapler gelingt es, tiefer gelegene und damit mehr Rektumkarzinome zu resezieren. Bis heute ist aber nicht klar, ob lokale Rezidive bei den Stapler-Anastomosen häufiger vorkommen oder nicht.

Perforationen: Bei Patienten mit einer Perforation beträgt die Letalität bis über 70%. Nur ca. 30% der Tumoren können unter diesen Umständen reseziert werden. 5-Jahres-Überlebenszeit der Operierten aber bis zu 20%.

Obstruktion: Oft initial Entlastungskolostomie und anschließend Resektion. Heute aber auch häufig initiale Resektion mit oder ohne primärer Anastomose und Entlastungskolostomie.
Die 5-Jahres-Überlebensrate liegt bei 28%, nach kurativer Resektion bei 40% (Abb. 14).

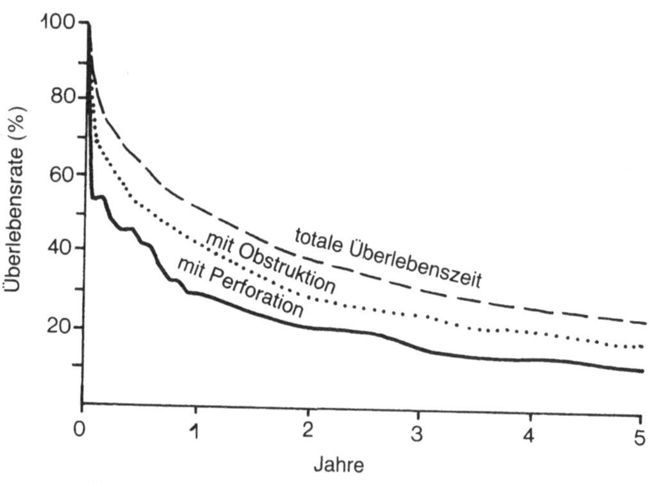

Abb. 14. Überlebensrate der Patienten mit Obstruktion und Perforation

Perioperative Bluttransfusionen sollen die Rezidivrate erhöhen. Es gibt aber keine randomisierten Studien, und es wird vermutet, daß das Ergebnis von Bluttransfusionen abhängig von der initialen Ausdehnung des Tumors ist.

Chirurgische Therapie bei Metastasen

Lungenmetastasen: Sie bestehen in ca. 18% der Fälle initial, aber nur ca. 2% sind solitär. Die Letalität bei der Resektion einer solitären Lungenmetastase beträgt ca. 2–4%, die 5-Jahres-Überlebenszeit ca. 25%.

Lebermetastasen: Etwa 5–10% der Patienten entwickeln synchrone oder metachrone, resezierbare Lebermetastasen. Die durchschnittliche Überlebenszeit bei einer unbehandelten solitären Lebermetastase beträgt 21 Monate (3-Jahres-Überlebensrate 20%), bei multiplen Lebermetastasen in einem Leberlappen 15 Monate und bei multiplen Metastasen in beiden Leberlappen weniger als 12 Monate. Früher wurden nur singuläre Lebermetastasen reseziert; es konnte aber gezeigt werden, daß die Prognose erst nach Resektion von mehr als 4 Lebermetastasen schlechter wird. Die operative Letalität beträgt heute ca. 1–5%. Die 5-Jahres-Überlebensrate ist bei gut selektionierten (portale und zöliakale Lymphknoten nicht befallen, keine extrahepatische disseminierte Aussaat) Patienten ca. 25–35%. Die Chemoperfusion von hepatischen Arterien kann zu einer Remission der Lebermetastasen in 80% der Fälle führen.

Palliative Resektion

Auch die palliative Resektion ist meistens indiziert (Abb. 15), weil die Lebensqualität dadurch für einen längeren Zeitraum besser ist (Schmerzen, Blutung, Obstruktion und Perforation). Die Resektion von multiplen Metastasen ist aber im allgemeinen nicht indiziert (vgl. Bestrahlung bei Beckenschmerzen, Kap. 11).

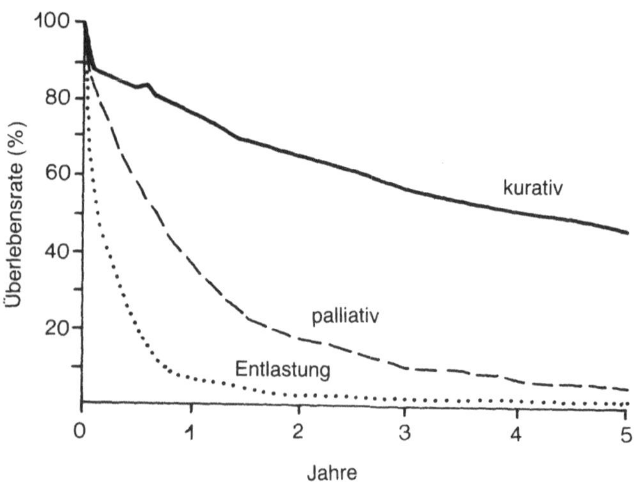

Abb. 15. Überlebensrate nach kurativer und palliativer Behandlung sowie nach Entlastung (Anus praeter ohne Resektion des Karzinoms)

Laserbehandlung zur palliativen Therapie

Mit dem Neodym-YAG-Laser werden heute bei der palliativen Behandlung des fortgeschrittenen kolorektalen Karzinoms (Rektum/Sigma) Erfolgsraten bis zu 90% erreicht. Komplikationen in ca. 6% der Fälle sind Blutungen, Perforationen, Abszesse, Fisteln und Postlaserstrikturen. Nachbehandlungen sind meistens nach 8–10 Wochen nötig. Die mittlere Überlebenszeit bei solchen Patienten beträgt ungefähr 12 Monate.

Chirurgische Therapie beim Rektumkarzinom

Heute wird häufiger die „low anterior resection" (LAR, sphinkter-erhaltende Operation) durchgeführt. Die Therapie des Rektumkarzinoms war früher meistens eine Rektumamputation. Die Lebensqualität ist in den meisten Fällen bei Anwendung der LAR deutlich verbessert. Die lokale Rezidivrate scheint aber etwas höher zu sein als bei der Rektumamputation. Für tiefe Anastomosen beträgt die lokale

Rezidivrate 25–30%. Die besten Resultate wurden durch eine sog. totale mesorektale Exzision von Head in England erreicht (5-Jahres-Überlebensrate Dukes A 94%, Dukes B 87%, Dukes C 58%, total 87%, lokale Rezidivrate 3,7%).

Auch beim Rektumkarzinom ist die *palliative* abdominorektale Resektion indiziert.

Frühe Rektumkarzinome (Invasion nur submukös, Lymphgefäß nicht betroffen) können auch lokal exzidiert werden, dies vor allem bei älteren schwachen Patienten. Lymphknoten sind bei diesen Tumoren nur in 5–10% der Fälle befallen.

Auch bei *Hochrisikopatienten* kommt evtl. nur eine transanale Resektion in Frage (Elektrokoagulation, Kryotherapie, Neodym-YAG-Laser).

Temporäre Entlastungskolostomie

Wurde eine solche zum Schutz einer Anastomose angelegt, kann diese nach 1–3 Monaten rückgängig gemacht werden. Die Letalität liegt bei ca. 1–4%.

Das Rezidiv und seine chirurgische Behandlung (s. auch Kap. 5)

Patienten mit folgender Diagnose haben ein hohes Rezidivrisiko: Penetration des Tumors durch die Wand, befallene Lymphknoten und wenig differenzierter Tumor.

50% der Rezidive sind nach dem 1.Jahr nach der Primäroperation, 70% nach dem 2. und 90% nach dem 4.Jahr feststellbar (im Gegensatz dazu werden metachrone Karzinome im Durchschnitt nach 11 Jahren entdeckt).

In einer Studie an 715 Patienten mit einem kolorektalen Karzinom entwickelte sich bei 22% (156 Patienten) ein Rezidiv (die Rezidivhäufigkeit wird allgemein mit 7–22% angegeben). Bei 74% war das Rezidiv lokal, bei 17% traten Leber-, bei 5% Lungenmetastasen auf, und bei 3% kam es zu Leber- und Lungenmetastasen. Die Diagnose wurde durch folgende Untersuchungen gestellt: Palpation 18%, Endoskopie 41%, Becken-CT 17%, Second-look-Operation 13%, Sonographie und Röntgen 5% und durch gynäkologische Untersuchung 3%. In ca. 50% der Fälle wurde mit den oben genannten Untersuchungen das Rezidiv beim *asymptomatischen* Patienten diagnostiziert. Von den 156 Patienten wurden 53 radikal und 56 palliativ operiert. Die Letalität betrug 5% (Abb. 16).

In einer anderen Studie an 177 ausgewählten Patienten mit Rezidiv bei kolorektalem Karzinom traten folgende Metastasen allein (in Klammer mit anderen Lokalisationen) auf: Leber 13% (45%), Lunge 4% (32%), Becken 30% (45%), Abdomen 7% (23%), Knochen 0% (7%) und Hirn 1% (6%).

Die operative Exzision ist auch beim Rezidiv die einzige Behandlungsmethode, die den Patienten noch heilen könnte. Bei 45 Patienten mit einem Rezidiv, welches innerhalb von 2 Jahren nach der Erstoperation entdeckt wurde, konnte eine potentiell kurative Zweit-

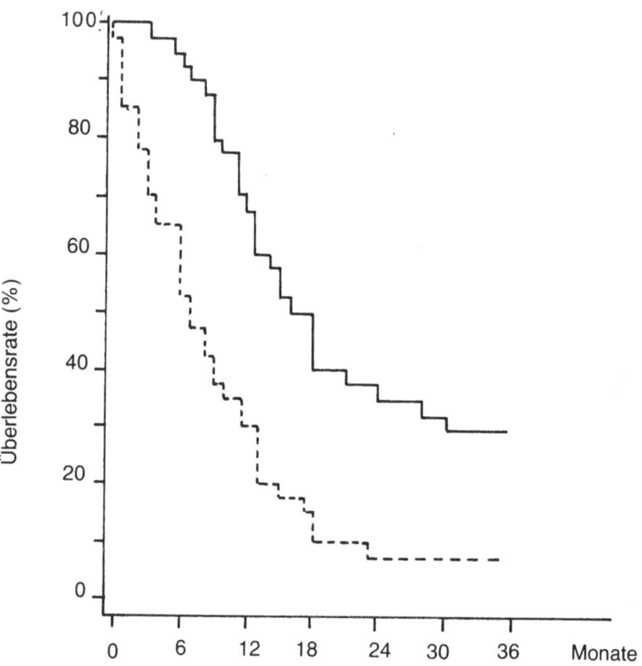

Abb. 16. Überlebensrate nach radikaler (– –) oder palliativer (– – – –) Chirurgie bei lokalem Rezidiv

operation in 47% der Fälle vorgenommen werden. Die 2-Jahres-Überlebensrate betrug 71%, die 5-Jahres-Überlebensrate 29%. Bei den palliativen Eingriffen war die Palliation in 64% der Fälle während ca. 6 Monaten erfolgreich. Diese Daten zeigen, daß es auch nach der Resektion von Rezidiven Langzeitüberlebende gibt und es daher gerechtfertigt ist, eine „kurative" Re-resektion zu versuchen. Es ist aber sehr schwierig, diejenigen Patienten zu identifizieren, die Langzeitüberlebende sein werden (am ehesten bei isolierten Leber-, Lungen- oder lokalen/regionalen Metastasen?). Ein solcher Eingriff sollte aber nur nach vollständigem Staging und nach Absprache mit dem Patienten, den Angehörigen, Chirurgen, Onkologen und Strahlentherapeuten erfolgen.

Prognose

Die 5-Jahres-Überlebensrate ist abhängig vom Dukes-Stadium bzw. histologischen Differenzierungsgrad (Abb. 17, Tabelle 14). Durchschnittlich für alle Stadien zusammen beträgt sie nur 35% und ist seit

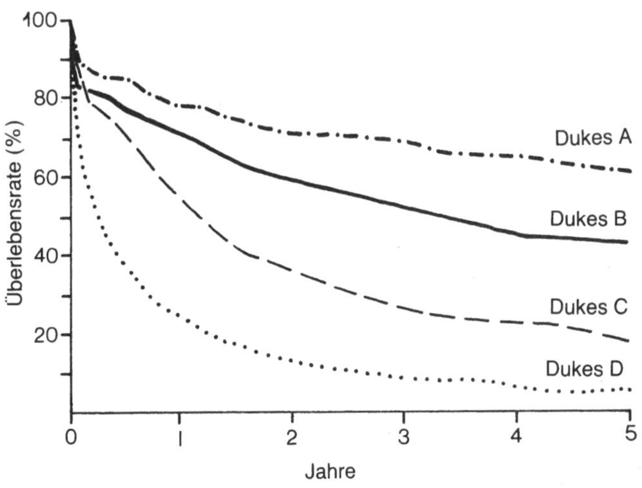

Abb. 17. Überlebensraten der Dukes-Stadien *A, B, C* und *D*

Tabelle 14. 5-Jahres-Überlebensraten nach Dukes-Stadium und Differenzierungsgrad

Dukes-Stadium	5-Jahres-Überlebensrate [%]
A	95–100
B	65– 75
C1 Chirurgische Ligatur oberhalb der betroffenen Lymphknoten	30–40
C2 Chirurgische Ligatur unterhalb der betroffenen Lymphknoten	10–20
Differenzierungsgrad	
Gut	80–90
Mäßig	60–70
Wenig	25–30

Jahren nicht verbessert worden (Ausnahme siehe oben beim Rektumkarzinom).

Adjuvante Therapie des Kolonkarzinoms

Eine Chemotherapie bei Patienten im Dukes-Stadium A, B und C zeigte in früheren kontrollierten Studien keinen signifikanten Therapieeffekt. Die meisten Studien wurden mit 5-Fluorouracil (5-FU) allein oder in verschiedenen Kombinationen mit anderen Chemotherapeutika durchgeführt. Erst kürzlich wurden mit der Kombination 5-FU und Levamisole erfolgsversprechende Resultate beim kolorektalen Karzinom erzielt. Die besten Erfolge wurden beim Dukes-Stadium C erzielt. Die Zukunft wird zeigen, ob diese Therapie routinemäßig nach der Operation durchgeführt werden sollte. Eine adjuvante postoperative Bestrahlung führt zu keiner verlängerten Überlebenszeit.

Adjuvante Therapie des Rektumkarzinoms

Im Gegensatz zum Kolonkarzinom, bei dem Metastasen an entfernten Lokalisationen vorkommen, führt das Rektumkarzinom meistens zu lokalen Lymphknotenmetastasen.
Eine Kombination von *Chemo- und Radiotherapie* scheint die Rezidivrate von ca. 55% auf 30% zu senken (Methyl-CCNU/5-FU und 40 oder 48 Gy). Die Studien, die nur wenig Patienten einschlossen, ergaben, daß es vor allem zu einer Erhöhung der *rezidivfreien* Überlebensrate und kaum der Überlebensrate insgesamt kommt. Der Grund liegt wahrscheinlich in den toxischen Nebenwirkungen der Behandlung. Weitere Studien sind daher notwendig. Kein Effekt

wurde mit der oben genannten Therapie in Dukes-Stadium A erzielt. Wahrscheinlich führt 5-FU allein auch zu einer kleinen Erhöhung der Überlebensrate.

Manchmal werden auch *Kombinationschemotherapien* von 5-FU mit Methotrexat, PALA oder Folinsäure (Citrovorum-Faktor, ein Biomodulator von 5-FU) durchgeführt, wobei die letzte Kombination die erfolgversprechendste ist.

Die adjuvante präoperative *Radiotherapie* mit 34,5 Gy allein führt zu Verringerung der lokalen Rezidive und möglicherweise zu einer verlängerter 5-Jahres-Überlebensrate.

Zur Behandlung oder Verhinderung von Lebermetastasen kann 5-FU durch die A. hepatica (via subkutan gelegter Infusionspumpe) oder systemisch verabreicht werden. Die Patienten sprechen besser auf die intraarterielle Verabreichung an, die Überlebensrate ist jedoch gegenüber der systemischen Gabe von 5-FU nicht erhöht, was an der hohen extrahepatischen Tumormanifestation (2–87%) nach durchschnittlich 6–8 Monaten liegt.

Neue Therapiearten sind: Chemoembolisation von Lebermetastasen via selektiver Katheterisierung der A. hepatica, intermittierende Ischämie der Leberarterie mit einem perkutan aufblasbaren Cuff. Der Wert dieser neuen Therapieformen ist noch nicht klar.

Palliative Radiotherapie

Bei *inoperablem* Rektumkarzinom (z. B. auch beim Rezidiv) kann die Bestrahlung zu einer guten Palliation führen. Beckenschmerzen werden in ca. 60% der Fälle vollständig verschwinden. Blutung und Sekretion werden in ca. 30% der Fälle vermindert.

Adjuvante Immunotherapie

Bis heute zeigt diese Form von adjuvanter Therapie keinen Effekt beim kolorektalen Karzinom. Monoklonale Antikörper können jedoch ohne Komplikationen verabreicht werden, und es ist möglich, damit kolorektale Karzinome zu markieren. Diese Methode könnte in der Zukunft therapeutische und diagnostische Implikationen haben.

Regionale Chemotherapie für Metastasen

Die systemische Chemotherapie mit 5-FU oder 5-FU/Methyl-CCNU bei fortgeschrittenem Karzinom zeigt bei ca. 20% der Patienten einen Effekt.
Die selektive hepatische arterielle Chemotherapie mit oder ohne Ligatur der Arterie und zusätzlicher Infusion der Portalvene wurde versucht. Dabei konnte eine 50%ige Tumorreduktion bei 25–50% der Patienten erreicht werden. Die Dauer des Effektes lag bei 2–17 Monaten.

Zusammenfassung

Die Chemotherapie ist zum heutigen Zeitpunkt nur im Rahmen von kontrollierten Studien sinnvoll. Intra- oder postoperative Bestrahlung scheint eine Wirkung vor allem auf das lokale Rezidiv beim Rektumkarzinom im Stadium B und C zu haben. Weitere Studien sind aber auch hier nötig.

12 Sexual- und Blasenfunktion nach Operationen im kleinen Becken

Der Patient muß unbedingt *bereits präoperativ* darauf aufmerksam gemacht werden, daß postoperativ vor allem bei der Rektumchirurgie Blasenfunktionsstörungen und sexuelle Störungen auftreten können. Der Patient muß aber *auch postoperativ* darauf angesprochen werden.

Blasenfunktionsstörungen

Neurogene Blasenfunktionsstörungen, die sich meistens in kurzer Zeit zurückbilden, treten in 8–60% der Fälle auf. Blasenfunktionsstörungen können auch durch veränderte anatomische Bedingungen auftreten. Häufig besteht schon eine präoperative Prostatahyperplasie mit Obstruktionszeichen, die durch die Operation verstärkt werden.

Sexuelle Dysfunktionen beim Mann

Potenzstörungen treten beim Mann unter 35 Jahren in weniger als 10%, bei 35- bis 40jährigen in 20% und bei über 55jährigen in ca. 55% der Fälle auf.
Nach Goligher (1984) kam es bei einem Drittel der Männer unter 60 Jahren zu Impotenz; Sterilität war bei einem Drittel der Männer festzustellen, die keine Potenzstörungen hatten. Beim Auftreten ei-

ner retrograden Ejakulation wird ein Alpha-Sympathomimetikum
wie Imipramin empfohlen.
Emotionale und psychogene Faktoren spielen eine Rolle. Patienten
mit psychogenen Störungen haben die normalen nächtlichen Erek-
tionen.

Sexuelle Dysfunktionen bei der Frau

Auch hier können Störungen auftreten. Patientinnen mit einem Stoma haben in 10% der Fälle psychische Störungen (gestörtes Ausse-
hen).
Dyspareunie und Narbenschmerzen sind in 35–50% der Fälle vorhanden. Nach ca. 2–6 Monaten ist die normale sexuelle Aktivität
wieder vorhanden. Es ist wichtig, daß die Patientin darüber informiert ist.

13 Information des Patienten und der Angehörigen

Nach der Diagnosestellung (Histologie!) und der Festlegung der entsprechenden Therapie oder Therapiemöglichkeiten sollten
- der Patient,
- seine Angehörigen und
- die verschiedenen behandelnden Ärzte und Personen informiert werden.

Was soll dem Patienten gesagt werden?

Eine einfache Antwort gibt es darauf nicht. Zwei Ziele stehen im Vordergrund: Erstens muß der Patient lernen, seine Krankheit zu akzeptieren und mit ihr zu leben. Zweitens muß ein Vertrauensverhältnis zwischen Patient und Arzt hergestellt werden, um die bestmöglichen psychischen und physischen Voraussetzungen für die Behandlung und Nachbetreuung zu schaffen.
Die Hoffnungen des Patienten dürfen nicht dadurch zerstört werden, daß ihm die Diagnose in aller Brutaliät bekannt gegeben wird. Der Patient darf aber auch nicht fahrlässig angelogen werden. Er sollte genau über die Behandlungsmethoden aufgeklärt werden. Die Information des Patienten darf nicht in Widerspruch stehen zu derjenigen, die an andere gegeben worden ist.
An die weiterbehandelnden Ärzte muß genau das weitergegeben werden (auch mit dem genauen Wortlaut), was dem Patienten gesagt worden ist.

Was soll den Angehörigen gesagt werden?

Auch diese Frage ist nicht einfach zu beantworten. Aber im Prinzip
haben auch die nächsten Angehörigen das Recht auf genaue Infor-
mationen (sofern dies der Patient gestattet), um sich ebenfalls mit
der Krankheit und deren Folgen (Therapie, Rezidiv, Prognose) aus-
einanderzusetzen.

Was soll den anderen Ärzten gesagt werden?

Wichtig scheint, daß alle behandelnden Ärzte gut informiert werden
und genau über den Wissensstand des Patienten Bescheid wissen
(Telefon, Photokopien, Briefe!). Auch das Pflegepersonal sollte über
die Therapieabsichten informiert werden.

14 Schmerztherapie

Schmerzen können durch den Tumor, dessen Metastasen oder aber auch durch die Behandlung (ca. 20%) verursacht werden (postoperativ, Chemotherapie, Bestrahlung). Ungefähr bei 70% der Patienten mit fortgeschrittenem Tumor ist der Schmerz ein großes Problem. Die psychischen Probleme des Patienten müssen erfaßt werden. Wie reagiert der Patient auf seine Schmerzen: intestinale Probleme oder Angst, Depression, Verdrängung etc.? Physische Reaktion: Immobilität oder Unruhe etc.?

Die Schmerzen sollten behandelt werden, bevor sie für den Kranken zu stark und zu wichtig werden.

Solange möglich werden Analgetika per os oder rektal verabreicht. Die chirurgische Schmerztherapie kommt vor allem bei Patienten mit längerer Überlebenszeit in Frage.

Für *mäßige* Schmerzen eignen sich Salicylate (bis 4–6 g/Tag), Indomethacin (100–200 mg tgl., v.a. bei ossären Schmerzen) oder Pyrazolonderivate. Steroide eignen sich gut bei Tumorschmerzen des kleinen Beckens oder der Leber; sie können auch mit anderen Analgetika kombiniert werden.

Für *stärkere* Schmerzen eignen sich Morphin und seine Derivate. Die Dosierung für eine p.o.-Behandlung ist ca. 2- bis 5mal höher als für eine i.v.- oder i.m.-Behandlung. Narkotika können mit Amphetaminen, Antiemetika, Aspirin und Tranquilizern (z.B. Valium) kombiniert werden. Eine solche Kombination ist z.B. die Brompton-Lösung.

Stellt sich nach Monaten eine *Gewöhnung* ein, ist es manchmal besser, die Kombinationen bzw. die Präparate zu wechseln. Eine Erhöhung der Dosen oder Verkürzung des Intervalls erhöht oft die Toxomanie, ohne die Schmerzen zu verringern.

Auch die *trizyklischen Antidepressiva* können als zentrale Analgetika eingesetzt werden, z.B. Tofranil, Laroxyl und Anafranil, meist in Dosen von 100–200 mg/Tag. Kombinationen sind auch hier möglich: z.B. Laroxyl (100–200 mg tgl.) und Nozinan (25–200 mg), Anafranil (25 mg 3 mal tgl.) und Haldol (0,5 mg 2mal tgl. bis 1 mg 2- bis 3mal tgl.), Tegretol (von 300 langsam auf 600–800 mg tgl. steigern) und Tofranil (50–100 mg tgl.). Dabei muß auf Kontraindikationen wie respiratorische Insuffizienz, Herzinsuffizienz und Niereninsuffizienz geachtet werden.

Die Schmerztherapie sollte in Absprache mit dem Patienten unter Berücksichtigung der sozialen, familiären und emotionalen Situation geschehen.

Für Patienten mit Abdominal- und Beckenschmerzen aufgrund des fortgeschrittenen Tumorstadiums besteht die Möglichkeit eines Spinalblocks. Ein Anästhesist oder Neurochirurg, der die verschiedenen Techniken kennt, sollte kontaktiert werden.

15 Nachkontrolle nach kurativer Resektion eines kolorektalen Karzinoms

Bis heute ist nicht klar, ob eine gute postoperative Überwachung mit entsprechender zusätzlicher Therapie (Bestrahlung, Chemotherapie und Chirurgie) zu verbesserten 5-Jahres-Überlebensraten führt.
Falls Patienten Symptome eines Rezidivs entwickeln, kommt meistens nur noch eine palliative Behandlung in Frage (ca. 10% der Rezidive sind nur lokal; diese können gut endoskopisch nachgewiesen werden); Abklärungen sollten sich nach diesem Gesichtspunkt richten.
Die folgenden arbiträren Richtlinien zur Überwachung sind vor allem im Rahmen von Studien oder in Zentren sinnvoll, die sich intensiv mit diesem Problem auseinandersetzen (Tabelle 15). Patient und Arzt sollten dann gewillt sein, singuläre (ev. 1–3) Leber- oder Lungenmetastasen bzw. lokale Rezidive operieren zu lassen, falls sie durch die Nachkontrollen entdeckt werden und dies operativ möglich ist. Diese Entscheidung sollte aber immer nach der Besprechung

Tabelle 15. Einfaches Nachuntersuchungsschema

Untersuchung	Präoperativ	Postoperativ (2–3 Wochen)	Alle 3 Monate für 5 Jahre	Alle 2–3 Jahre
Anamnese,Labor Untersuchung	x	–	–	–
CEA	x (2mal)	x (2mal)	x	–
Koloskopie oder Holzknecht- Untersuchung	x	–	–	x
Thoraxröntgen	x	–	–	x

mit dem Patienten, Hausarzt, Onkologen, Radiotherapeuten und Chirurgen gemacht werden. Lebermetastasen als erste und einzige Lokalistion eines Rezidivs kommen bei 15–20% der Patienten vor. Bei weniger als 20% der Patienten ist die Lunge die einzige Lokalisation eines Rezidivs. Davon sind in weniger als 25% der Fälle die Lungenmetastasen auf einen Lappen oder eine Lunge beschränkt.

Einfache Nachkontrolle

Bei einer einfachen Nachkontrolle des Patienten sollten verschiedene Untersuchungen, die in Tabelle 15 zusammengefaßt sind, durchgeführt werden.

Ist der CEA Wert postoperativ 2mal erhöht, sollte unmittelbar ein dritter CEA-Wert bestimmt werden. Anschließend muß der Patient genau untersucht werden, d.h. Leber- und Lungenmetastasen sowie ein lokales Rezidiv müssen ausgeschlossen werden. *Second-look-Operationen* bei erhöhtem CEA-Wert und ohne Nachweis eines Rezidivs bzw. von Metastasen sind heute noch im experimentellen Stadium.

Zum Erfassen von Lebermetastasen sind Computertomographie und Sonographie sensitive Untersuchungsmethoden. Damit können heute Lebermetastasen von weniger als 1 cm Durchmesser erkannt werden. Die Bestimmung der alkalischen Phosphatase, des Bilirubins sowie von SGOT und SGPT zum Nachweis von Lebermetastasen ist nicht sinnvoll, da diese Labortests zu wenig sensitiv sind.

Ausgedehnte Nachkontrolle

Andere aggressivere Schemata für die Nachkontrolle empfehlen alle 3 Monate Labor-, Haemoccult- und CEA-Bestimmungen. Eine Lebersonographie oder Lebercomputertomographie sollte halbjährlich, eine Koloskopie oder eine Holzknecht-Untersuchung jährlich durchgeführt werden. Eine Röntgenaufnahme des Thorax sollte ebenfalls einmal pro Jahr angefertigt werden. Bei tiefer Anastomose ist eine Rektoskopie im ersten Jahr alle 3 Monate, im zweiten Jahr alle 6 Monate erforderlich. Wie oben bereits gesagt, müssen solche Schemata in der Zukunft ihre Berechtigung aufgrund von klinischen Studien erst noch beweisen.

Ausblick

Vorausgesetzt, daß die meisten Patienten mit einem Dukes-Stadium A korrekt behandelt und damit praktisch durch die initale Therapie geheilt wurden, lassen sich für Patienten mit Dukes-Stadium B und C folgende Chancen ausrechnen:

- 2-4% haben metachrone Tumoren. 50% davon können im frühen Stadium erkannt und damit geheilt werden.
- Ungefähr 2-5% der Patienten mit extrakolonischen Tumoren können entweder erkannt oder geheilt werden.
- Anastomosenrezidive sind in 50% resezierbar. 50% der reoperierten Patienten werden geheilt.
- Lokoregionäres Rezidiv: 15-20% sind solitär. Radiotherapie verringert die Rezidivhäufigkeit.
- 25% der Patienten entwickeln Lebermetastasen. Bei 10-20% ist eine Leberresektion (total 3-4%) möglich, geheilt werden 25% (total 13-41%), d.h. 0,25% aller Patienten, die zur Nachkontrolle kommen, können von einer Leberresektion profitieren.

Ungefähr 3-4% der malignen Dickdarmtumoren betreffen den Analkanal und den Anus. Davon entfallen auf den Analkanal 70% (häufiger bei der Frau), auf den Anus 30% (häufiger beim Mann). Die Metastasierung erfolgt in die inguinalen (40-60%) und postrektalen Lymphknoten. Ein häufiger Befall des Sphinkters ist zu beobachten.

Es besteht eine höhere Inzidenz von Karzinomen des Analkanals beim Morbus Crohn und evtl. bei Homosexuellen.

Symptome sind Blutung bei 50%, Schmerzen bei 40%, Pruritus bei 15% der Patienten, und in 25% der Fälle kann ein Tumor palpiert werden. 25% der Patienten sind *symptomfrei*. In 60% der Fälle wird das Karzinom des Anus sehr spät entdeckt, wahrscheinlich weil benigne Läsionen kaum von malignen unterschieden werden können. Palpable inguinale Lymphknoten können ein Hinweis auf einen malignen Prozeß sein.

Die Untersuchung erfolgt mittels Anoskopie und Proktosigmoidoskopie sowie Biopsie der inguinalen Lymphknoten. Die Leberuntersuchung wird mittels Ultraschall durchgeführt. Zum Ausschluß von Metastasen sollte ein Röntgenbild der Lunge angefertigt werden.

Gutartige Tumoren

- Condylomata acuminata (squamöses Papillom) viraler Genese.
- Giant condyloma: Verhält sich wie ein weniger maligner Tumor.

Maligne Tumoren

- Epidermoidkarzinom. Histologische Varianten:
  - Plattenepitelkarzinom, 75% der malignen Tumoren der Anal-
    region;
  - kloakogenes Karzinom, 2–3% der Analkarzinome (basaloides
    Karzinom/Übergangszellkarzinom); früh Lymphknotenmeta-
    stasen; CEA nicht erhöht;
  - mukoepidermoides Karzinom.
- Adenokarzinom: evtl. als Komplikation einer langandauernden
  Fistula in ano, selten.
- malignes Melanom: 1% aller analen Karzinome, 1,6% aller malignen Melanome. Äußerst schlechte Prognose mit Überlebenszeiten
  von wenigen Monaten; diese ist unabhängig von der Ausdehnung
  der Resektion! Keine prophylaktische inguinale Lymphknoten-
  dissektion, häufig amelanotisch.
- Basalzellkarzinom: nur lokal invasiv, strahlensensibel, evtl. lokale
  Resektion.
- Perianaler Morbus Paget: sehr selten, oft mit darunterliegendem
  Karzinom, aber nicht wie bei der Mamma obligatorisch.
- Bowens-Disease: intraepitheliales Carcinoma in situ, sehr selten,
  weite lokale Resektion.

Therapie

Plattenepithelkarzinome können nur lokal exzidiert werden, wenn
sie sich distal der Linea dentata befinden (Anus).
Epidermoide Karzinome des Analkanals (proximal der Linea dentata) wurden früher mit einer abdominoperinealen Rektumresektion
mit einer 5-Jahres-Überlebensrate von 50% behandelt. Die radikale
Bestrahlung ergab 5-Jahres-Überlebensraten zwischen 40 und 80%,
doch die Behandlungskomplikationen waren zum Teil beträchtlich.
Kürzlich wurde gezeigt, daß die kombinierte Chemo-/Radiothera-
pie (5-FU/Mitomycin-Radiotherapie) ausgezeichnete Resultate mit
5-Jahres-Überlebensraten von 83% ergab. Zusätzlich muß bei einem
Teil der Patienten, falls bei der Biopsie nach der Behandlung ein

Restkarzinom nachgewiesen werden kann, eine abdominorektale Amputation vorgenommen werden.

Die Zukunft wird zeigen, welche Behandlungsmethode für welches Stadium und welchen Tumor die beste ist. Allgemein neigt man aber dazu, die abdominoperineale Rektumresektion beim Analkanalkarzinom nur bei Rezidiven, Residualtumoren oder Komplikationen der Strahlentherapie vorzunehmen.

17 Stomas und ihre Pflege

Im Zusammenhang mit Kolon- oder Rektumresektionen werden folgende Stomas gemacht:

1. Zäkostomie
   Indikation:
   - Dieses Stoma wird heute selten gebraucht. Meist wird die doppelläufige Kolostomie vorgezogen.
   - Notfalloperation bei Dickdarmobstruktion.

2. Doppelläufige Kolostomie (Colon transversum, Sigma)
   Indikation:
   - Zum Schutz einer Anastomose bzw. zur Verhütung einer Anastomoseninsuffizienz,
   - Notfalloperationen bei Obstruktion des Dickdarms (oft auch palliativ).

3. Terminale Kolostomie
   Indikation:
   - Rektumamputation,
   - Notfalloperation bei initialer, v.a. Sigmaresektion wegen Obstruktion, meistens Reanastomisierung nach 1–3 Monaten.
   Komplikationen: Prolaps, parastomale Hernien, Stenose, Retraktion, (meistens nur chirurgisch behebbar), Hautprobleme, Durchfall, schlechter Geruch.

Da heute immer weniger Rektumamputationen zur Behandlung des Rektumkarzinoms (Low-anterior-Resektionen!) durchgeführt werden, ist auch die terminale Kolostomie selten.

4. Ileostomie
Bei der Chirurgie des Dickdarms wird dieses Stoma selten verwendet (evtl. Verhütung einer Anastomoseninsuffizienz). Beim Verschluß des Stomas soll es sogar weniger Komplikationen geben als bei der Kolostomie.

Zeitpunkt des Verschlusses bei temporären Stomas

Meistens nach 3 Monaten. Zu diesem Zeitpunkt treten nach einigen Studien weniger Komplikationen auf. Der Verschluß wird aber manchmal bereits nach ungefähr 4 Wochen vorgenommen. Bei Hochrisikopatienten wird u. U. auf einen Verschluß verzichtet.

Komplikationen beim Stomaverschluß

Die häufigsten Komplikationen sind Wundinfektionen (5–38%), Stuhlfisteln (0–23%), und es besteht auch eine geringe Mortalität (0–4,5%).

Betreuung

Wichtig ist, daß der Patient von einer Stoma-Schwester betreut wird. Selbsthilfegruppen geben den Patienten oft vermehrte Sicherheit und sind zum Besprechen der gemeinsamen Probleme von großer Wichtigkeit. Bereits präoperativ sollte mit dem Patienten die Probleme (Funktion des Stomas, Sport, sexuelle Aktivität, Reisen mit dem Stoma: Reisediarrhö, bei Flug evtl. Loch ins Säckchen machen etc.) besprochen werden, um seine Ängste und Vorurteile abzubauen.

Hautprobleme

Die Haut um das Stoma muß immer gut gepflegt werden. Durch Irritation der Haut kann es leicht zu einem Ulkus kommen. Fettfreie Seifen sind zum Reinigen der Haut von Vorteil. Das peristomale Haar sollte entfernt werden. Falls eine Allergie besteht, sollte die Haut auf Allergene getest werden. Säckchen verwenden, die nicht häufig gewechselt werden müssen. Zitrusfrüchte und scharfe Speisen sind zu vermeiden.

Versorgung des Stomas

Der Patient sollte, falls dies möglich ist, sein Stoma selber versorgen können, damit er unabhängig bleibt. Ideal ist, wenn auch der Partner des Patienten das Stoma versorgen kann.
Ältere Patienten sind aber oft nicht mehr in der Lage, das Stoma selber zu pflegen. Hier muß eine den lokalen Gegebenheiten angepaßte Lösung organisiert werden.

Schlechter Geruch des Säckchens

Zerkleinerte Pfefferminztabletten, Zimt, Kohletabletten, sanftes Mundspülmittel direkt ins Stoma oder evtl. Deodorant ins Säckchen geben.
Bismuth-Tabletten (200–300 mg) sollen auch eine gewisse Wirkung haben *(Cave:* neurologische Symptome).

Sexuelle Probleme

Sexuelle Probleme bei Stomaträgern treten relativ häufig auf. Wie oben erwähnt, können diese durch die Operation verursacht werden oder aber psychologischer Natur sein.

Solche Probleme sind vor allem bei jüngeren Patienten ohne Partner am größten. Es ist äußerst wichtig, daß bei beginnender Freundschaft der zukünftige Partner früh über ein Stoma informiert wird. So lassen sich später Probleme viel leichter lösen.

Diät

Das Kolon absorbiert ungefähr 1 l Wasser pro Tag. Der Verlust von NaCl beträgt mehr als 100 meq NaCl/Tag, kann aber bei Bedarf bis unter 5 meq NaCl reduziert werden. Prinzipiell können Stomaträger alles essen. Bei heißem Wetter und bei Durchfall muß relativ viel getrunken und auf eine ausreichende Salzzufuhr (>15 g) geachtet werden.

Bei schlechtem Geruch ist zu vermeiden:
  Alkohol, Bohnen, Broccoli, Eier, Fisch, Käse, Kohl, Knoblauch, Nüsse, Spargel, Zwiebeln.

Nur wenig darf getrunken oder gegessen werden:
  Alkohol, Bier, Bohnen, Broccoli, Eier, Getränke kalt, Fisch, Früchte roh, Käse, Kohl, Kaffee, Knoblauch, Nüsse, Rhabarber, scharfe Speisen, Spinat, Spargel, Zwiebeln, Zwetschgen.

Bei Gasproduktion ist zu vermeiden:
  Bier, Bohnen, Broccoli, Eier, Getränke mit Gas, Hefe, Fisch, Käse, Kohl, Knoblauch, Nüsse, Pilze, scharfe Speisen, Spargel, Zwiebeln, Zwetschgen.

Bei hartem Stuhl ist zu vermeiden:
  Getrocknete Früchte, Fisch, Kohl, Korn, Kokosnuß, Nüsse, Popcorn, Rhabarber, Tomaten.

Bei *exzessivem Flüssigkeitsverlust* durch das Stoma (normal 500–600 ml):
- Loperamid 4 mg 3mal tgl. oder
- Codein 60 mg 3mal tgl.

Cave: Metamucil erhöht die Flüssigkeitsmenge, und auch Penicilline führen zu vermehrter Flüssigkeitsausfuhr.

Obstruktion des Stomas

Einläufe (z. B. Salzeinlauf) sind bei einer Obstruktion des Stomas oft als erste Maßnahme wirkungsvoll. Dazu sollte ein Dauerkatheter (Foley-Katheter) durch das Stoma eingeführt und der Ballon aufgeblasen werden. Häufig kann die Obstruktion auch durch einen wasserlöslichen Kontrastmitteleinlauf behoben werden.

Anhang: TNM-Klassifikation

Kolon und Rektum

Allgemeine Regeln des TNM-Systems

Das TNM-System zur Beschreibung der anatomischen Ausdehnung der Erkrankung beruht auf der Feststellung der 3 Komponenten:

T – Ausdehnung des Primärtumors,
N – Fehlen oder Vorhandensein und Ausdehnung von regionären Lymphknotenmetastasen,
M – Fehlen oder Vorhandensein von Fernmetastasen.

Die Klassifikation gilt nur für Karzinome. Histologische Diagnosesicherung ist erforderlich.

Regionäre Lymphknoten

Regionäre Lymphknoten sind die perikolischen und perirektalen Lymphknoten und jene entlang den Aa. ileocolica, colica dextra, colica media, colica sinistra, mesenterica inferior und rectalis (haemorrhoidalis) superior.

TNM: Klinische Klassifikation

T - Primärtumor

TX   Primärtumor kann nicht beurteilt werden.
T0   Kein Anhalt für Primärtumor.
Tis Carcinoma in situ.
T1   Tumor infiltriert Submukosa.
T2   Tumor infiltriert Muscularis propria.
T3   Tumor infiltriert durch die Muscularis propria in die Subserosa oder in nicht peritonealisiertes perikolisches oder perirektales Gewebe.
T4   Tumor perforiert das viszerale Peritoneum oder infiltriert direkt in andere Organe oder Strukturen.

Anmerkung: Direkte Ausbreitung in T4 schließt auch die Infiltration anderer Segmente des Kolorektums auf dem Weg über die Serosa ein, z.B. die Infiltration des Sigma durch ein Zökalkarzinom.

N - Regionäre Lymphknoten

NX   Regionäre Lymphknoten können nicht beurteilt werden.
N0   Keine regionären Lymphknotenmetastasen.
N1   Metastasen in 1–3 perikolischen bzw. perirektalen Lymphknoten.
N2   Metastasen in 4 oder mehr perikolischen bzw. perirektalen Lymphknoten.
N3   Metastasen in Lymphknoten entlang eines benannten Gefäßstammes.

M - Fernmetastasen

MX   Das Vorliegen von Fernmetastasen kann nicht beurteilt werden.
M0   Keine Fernmetastasen.
M1   Fernmetastasen.

Die Kategorien M1 und pM1 können wie folgt spezifiziert werden:

Lunge	PUL	Knochenmark	MAR
Knochen	OSS	Pleura	PLE
Leber	HEP	Peritoneum	PER
Hirn	BRA	Haut	SKI
Lymphknoten	LYM	Andere Organe	OTH

pTNM: Pathologische Klassifikation

Die pT-, pN- und pM-Kategorien entsprechen den T-, N- und M-Kategorien.

G: Histopathologisches Grading

GX Differenzierungsgrad kann nicht bestimmt werden.
G1 Gut differenziert.
G2 Mäßig differenziert.
G3 Schlecht differenziert.
G4 Undifferenziert.

Stadiengruppierung

Stadium 0	Tis	N0	M0	
Stadium I	T1	N0	M0	} Dukes A
	T2	N0	M0	
Stadium II	T3	N0	M0	} Dukes B
	T4	N0	M0	
Stadium III	jedes T	N1	M0	} Dukes C
	jedes T	N2, N3	M0	
Stadium IV	jedes T	jedes N	M1	

Kurzfassung

Kolon, Rektum

T1 Submukosa
T2 Muscularis propria
T3 Subserosa, nicht peritonealisiertes perikolisches/perirektales Gewebe
T4 Viszerales Peritoneum/andere Organe oder Strukturen
N1 ≤3 perikolisch/perirektal
N2 >3 perikolisch/perirektal
N3 Lymphknoten an benanntem Gefäßstamm

Literatur

Das Literaturverzeichnis enthält nur Monographien. Auf das Aufführen von einzelnen Artikeln wurde verzichtet.

Beahrs OH, Higgins GA, Weinstein JJ (eds) (1986) Colorectal tumors. Lippincott, London

Cutler BS, Dodson M, Silva N, Vander Salm JP (1984) Manual of clinical problems in surgery. Little Brown, Boston Toronto

Eiseman B (1980) Prognosis of surgical disease. Saunders, London

Gerard JP, Bobin JY, Clavel M (1986) Cancérologie pour le practicien. Simep, Brüssel

Goligher JC, Duthie HL, Nixon HN (1984) Surgery of the anus, rectum and colon, 5th edn. Baillière Tindall, London

Harding Rains AJ, Ritchie HD (1977) Short practice of surgery. Lewis, London

Levin B, Harris JE (eds) (1989) New perspectives in large bowel cancer. (Hematologogy/Oncology Clinics of North America Vol 3) Saunders, London

Luk GD (ed) (1988) Colorectal cancer. (Gastroenterology Clinics of North America, Vol 17) Saunders, London

Nealon TF (ed) (1985) Cancer of the colon and rectum; an overview. (Problems in General Surgery, Vol 2) Lippincott, Philadelphia

Nelson RL (ed) (1987) Controversies in colon cancer (Problems in General Surgery, Vol 4) Lippincott, Philadelphia

Pujol H, Solassol C, Dubois JB, Joyenx M (1983) Les cancers du colon, du rectum et de l'anus. Masson, Paris

Ravo B, Khubchandai IT (eds) (1988) Techniques of colorectal cancer. Surg Clin North Am 68: 1185–1493

Raymond L, Levi F, Tuyns AJ (eds) (1986) Cancers recto-coliques: épidémiologie, depistage et follow-up. Thème d'un symposium organisé par l'Association suisse des registres des tumeurs. Soz Präventivmed 31

Schwartz SI, Shires GT, Spencer FC, Storer EH (eds) (1984) Principles of surgery, 4th edn. McGraw-Hill, New York

Soreida O, Arnesjo B, Halvorson JF (eds) (1988) Advances in colorectal cancer. Scand J Gastroenterol 23 [Suppl 149]

Steele G, Osteen RT (eds) (1986) Colorectal cancer, current concepts in diagnosis and treatment. Decker, Basel

Thomson JPS, Nickolls RJ, Williams CB (eds) (1981) Colorectal disease. Heinemann, London

UICC (1987) TNM-Klassifikation maligner Tumoren, 4. Aufl. Springer, Berlin Heidelberg New York Tokyo

Way LW (1988) Current surgical diagnosis and treatment, 8th edn. Lange, Los Altos

Sachverzeichnis

C. Herfarth, J. Stern, Universität Heidelberg

Colitis ulcerosa – Adenomatosis coli

Funktionserhaltende Therapie

Unter Mitarbeit von A. von Herbay

1990. XIV, 208 S. 144 Abb., z. Tl. mehrfarbig, 31 Tab.
Geb. DM 158,– ISBN 3-540-52402-9

Die Lebensqualität der an Colitis ulcerosa and Adenomatosis coli (Präkanzerosen des Dickdarms) erkrankten, meist jungen Patienten, kann heute durch den gezielten Einsatz der neuen kontinenzerhaltenden Operationstechniken fundamental verbessert werden. Erstmals wird das Verfahren der ileoanalen Pouchtechnik in dieser Monographie detailliert beschrieben. Es wird in den Kontext der exakten Indikationskriterien für den funktionellen Organersatz (Enddarm-Pouch statt künstlichem Darmausgang), der möglichen Komplikationen und der besonderen Aufgabe der Nachsorge gestellt. Das ausgezeichnete Abbildungsmaterial setzt einen optischen Akzent und veranschaulicht die Technik. Von Bedeutung auch für den Pathologen: die auf einmalige Weise zusammengestellten „Pouchhistologie"-Abbildungen. Somit kann der Leser die großen Erfahrungen des Heidelberger Teams in dieser zeitgemäßen Technik optimal für die eigene Patientenversorgung nutzen. Internisten erhalten grundlegendes Wissen für die Abstimmung der Behandlung mit dem Chirurgen und der Operateur wichtige Hinweise und Daten für die Therapieplanung bei seinen Patienten.

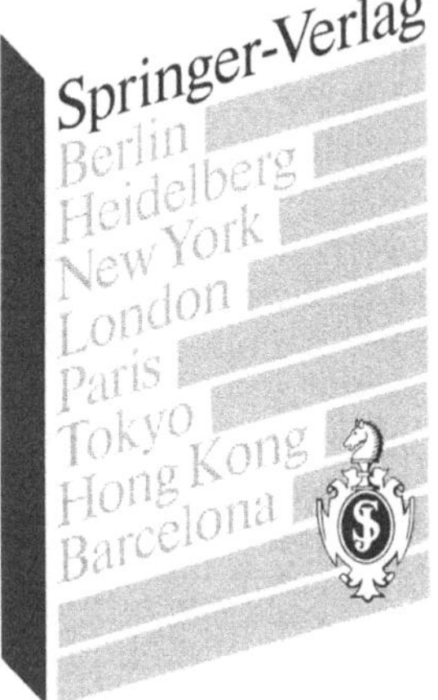